ニーマンピック病C型（NPC）診療ガイドライン

2023

Practical guideline for the management of
Niemann-Pick disease type C(NPC) 2023

編集

一般社団法人
日本先天代謝異常学会

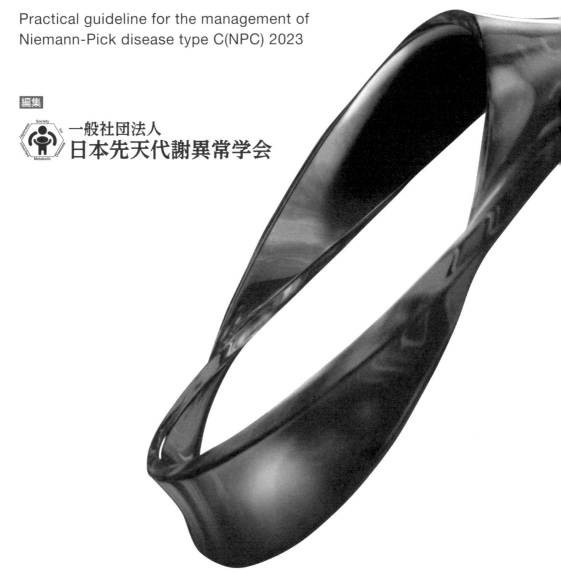

診断と治療社

診療ガイドラインの刊行にあたって

　ニーマンピック病 C 型（Niemann-Pick disease type C：NPC）は，ライソゾーム膜蛋白 NPC1 あるいはライソゾーム分泌蛋白 NPC2 の機能欠損により発症する常染色体潜性（劣性）遺伝形式の先天代謝異常症です．本疾患は新生児から成人まで幅広い発症年齢を有し，多彩な神経症状を示します．また，神経症状の初発年齢によって臨床経過と予後が違い，障害の程度も異なります．わが国では 2012 年より NPC に対する基質合成抑制療法（substrate reduction therapy：SRT）が保険収載され，治療薬として適用となりました．NPC が治療可能な疾患となった今日において，症状から NPC を疑い，早期に診断することの重要性はさらに増しています．

　そのような背景から，日本先天代謝異常学会では，すでに厚生労働省難治性疾患等政策研究事業の研究の一環として作成した NPC の診療ガイドラインを一部改訂し，日本先天代謝異常学会版『ニーマンピック病 C 型（NPC）診療ガイドライン 2023』を作成しました．

　本ガイドラインの刊行は，科学的根拠に基づき，系統的な手法により作成された推奨をもとに患者と医療者を支援し，臨床現場における意思決定の判断材料の 1 つとして利用されることを目的としています．Minds に示された手法の具体的な内容として，①可能なかぎり科学的根拠を明示すること，②医療における実践面を重視し，科学的根拠のみでは判断困難な状況もあることを十分に考慮すること，③患者と医療者の双方への情報提供によって合意形成を支援すること，④診療ガイドラインの作成等を担当する専門家を情報面で支援すること，などがあります．本疾患の性質上，これらの手法に則ったガイドラインを作成することは，文献数，症例数の少なさから評価，選定が難しいところもありましたが，可能なかぎり Minds の精神に沿うように努めました．

　本ガイドラインが，難病診療に携わる難病指定医，さらには一般診療医の先生方，医療従事者の方々のお役に立つことを祈念いたします．

2022 年 12 月吉日

一般社団法人 日本先天代謝異常学会 理事長／厚生労働省難治性疾患等政策研究事業
「ライソゾーム病，ペルオキシソーム病（副腎白質ジストロフィーを含む）における
良質かつ適切な医療の実現に向けた体制の構築とその実装に関する研究」研究代表者

奥山虎之（埼玉医科大学）

診療ガイドラインの編集にあたって

　ニーマンピック病 C 型（Niemann-Pick disease type C：NPC）は，ライソゾームにおけるコレステロール輸送に関与する蛋白の機能欠損により発症する先天代謝異常症です．NPC では，その発症年齢によって経過や予後が大きく異なるため，臨床病型として 5 つの分類があります．そのため，NPC の診療では臨床症状から本症を疑う過程が重要となります．また，診断においても原因蛋白の機能異常を直接測定する検査法がないため，脂質蓄積など二次的な病態を捉えるバイオマーカー検査でスクリーニングして遺伝子検査で診断する特殊性があります．これらのことから，本ガイドラインでは，臨床症状や診断に多くの内容を盛り込みました．NPC の治療に関しては，根本的治療がなく，対症療法が基本になりますが，2012 年より基質合成抑制療法（substrate reduction therapy：SRT）の治療薬ミグルスタットが承認されて標準治療となっています．

　そこで本ガイドラインは，主治医の先生方ならびに患者さん，ご家族を対象として，わが国における適切な診断手段の推奨と治療・管理の提示を目的として作成しました．システマティックレビューやランダム化比較試験などのエビデンスの高い論文は極めて限られているため，非ランダム化比較試験や観察研究・症例報告を検索に含め，3 つのクリニカルクエスチョン（CQ11 ～ 13）についてはシステマティックレビューを行い，エビデンスに基づいた推奨を作成し，その他のバックグランドクエスチョン（CQ1 ～ 10）や，今後登場する可能性のある新しい治療に関するトピックス（CQ14 ～ 16）については，各分野の専門家の先生方の総力を結集してエキスパートオピニオンとして解説しました．患者さんや主治医が遭遇する多様な医療課題に集学的に対処するための参考となり，QOL の維持向上につながることを祈念いたします．

　なお，本ガイドラインの作成は，前研究班の 2019 年度のプロジェクトとして開始されました．企画立案など各場面においてご指導いただいた衛藤義勝先生に深謝いたします．それに続いて，当研究班において『Minds 診療ガイドライン作成の手引き 2017』の手法に基づいた『ニーマンピック病 C 型（NPC）診療ガイドライン 2021』を作成し，全国の小児科教授等に配布いたしました．そして今回，さらなる普及を目的として，日本先天代謝異常学会と協働し，その承認を得て『ニーマンピック病 C 型（NPC）診療ガイドライン 2023』として上梓しました．より多くの医療従事者の皆様に周知されることを期待しています．

　最後に，本ガイドラインは別添「作成組織」記載の先生方の多大なるご尽力により完成しました．作成委員会の先生方，論文収集を担当してくださった阿部信一先生，作成方法についてご指導いただいた森實敏夫先生、乾 あやの先生，学会審査・承認にあたってご尽力いただいた日本先天代謝異常学会の奥山虎之先生，村山 圭先生，小須賀基通先生に深謝申し上げます．

2022 年 12 月吉日

厚生労働省難治性疾患等政策研究事業
「ライソゾーム病，ペルオキシソーム病（副腎白質ジストロフィーを含む）における
良質かつ適切な医療の実現に向けた体制の構築とその実装に関する研究」
ニーマンピック病 C 型（NPC）診療ガイドライン作成委員会　委員長

高橋　勉（秋田大学）

作成組織

◎編集：日本先天代謝異常学会診断基準・診療ガイドライン委員会

委員長	村山　圭	千葉県こども病院代謝科　部長
副委員長	小林正久	東京慈恵会医科大学小児科学講座　准教授

◎研究班監修：厚生労働省難治性疾患等政策研究事業
「ライソゾーム病，ペルオキシソーム病（副腎白質ジストロフィーを含む）における良質かつ適切な医療の実現に向けた体制の構築とその実装に関する研究」

研究代表者　　　奥山虎之　埼玉医科大学ゲノム医療科希少疾患ゲノム医療推進講座

本ガイドライン作成は，厚生労働省難治性疾患等政策研究事業「ライソゾーム病（ファブリー病含む）に関する調査研究」（研究代表者　衞藤義勝）の2019年度のプロジェクトとして開始された．

◎研究班編集：ニーマンピック病 C 型（NPC）診療ガイドライン作成委員会

統括委員長	福田冬季子	浜松医科大学小児科
統括副委員長	石垣景子	東京女子医科大学小児科
作成委員長	高橋　勉	秋田大学大学院医学系研究科小児科
作成副委員長	成田　綾	鳥取大学医学部附属病院脳神経小児科

作成委員（五十音順）

衛藤　薫	東京女子医科大学小児科
奥山虎之	埼玉医科大学ゲノム医療科希少疾患ゲノム医療推進講座
加我牧子	東京都立東部療育センター
神林　崇	筑波大学国際統合睡眠医科学研究機構
酒井規夫	大阪大学大学院医学系研究科保健学専攻成育小児科学
櫻井　謙	東京慈恵会医科大学小児科学講座
中村公俊	熊本大学大学院生命科学研究部小児科学講座
野口篤子	秋田大学大学院医学系研究科小児科学
檜垣克美	鳥取大学研究推進機構研究基盤センター
前川正充	東北大学病院薬剤部
松尾宗明	佐賀大学医学部小児科学
山形崇倫	自治医科大学小児科学
渡邉順子	久留米大学医学部質量分析医学応用研究施設／同　小児科

システマティックレビュー(SR)委員(五十音順)

衛藤　薫　　東京女子医科大学小児科

城戸　淳　　熊本大学大学院生命科学研究部小児科学講座

近藤秀仁　　京都第一赤十字病院小児科

角皆季樹　　東京慈恵会医科大学小児科学講座

福井香織　　久留米大学小児科

宮本洋輔　　京都府立医科大学大学院医学研究科小児科学

山田博之　　公立豊岡病院小児科

作成協力者(五十音順)

阿部信一　　東京慈恵会医科大学学術情報センター(情報検索専門家)

乾あやの　　済生会横浜市東部病院小児肝臓消化器科

森實敏夫　　公益財団法人日本医療機能評価機構(Minds ガイドライン
作成アドバイザー)

診療ガイドラインの作成方法に関して

　本ガイドラインは，『Minds 診療ガイドライン作成マニュアル 2017』(以下，Minds)に準じて作成を行った．エビデンスの収集・整理のために，ニーマンピック病C型(Niemann-Pick disease type C：NPC)の治療に焦点を当て，3つのクリニカルクエスチョン(clinical question：CQ)に対してシステマティックレビュー(systematic review：SR)を行い，推奨文の作成を行った．CQ は，臨床現場でのニーズに対応する重要臨床課題(key clinical issue)をガイドライン作成委員会で検討し，それをもとに設定した．推奨文の作成にあたっては，CQ のアウトカム毎に SR を行い，その結果に基づいて作成した．最終的な推奨の強さに関しては，ガイドライン作成委員の議論により決定した．

1　クリニカルクエスチョン(CQ)の決定

　CQ の構成要素として，PICO(P：patients, problem，I：interventions，C：controls, comparisons, comparators，O：outcome)を用いてリストアップを行った．

　それぞれのアウトカムに対して臨床的重要度を評価し，重要性の高いアウトカムに対しては SR を行い，推奨文の作成を行った．

2　文献検索

　各 CQ の担当委員がキーワードを作成し，情報検索専門家(東京慈恵会医科大学学術情報センター)に文献検索を依頼した．The Cochrane Library，PubMed，医中誌 Web を用いて検索し，ランダム化比較検討試験(randomized controlled trial：RCT)ならびに 10 例以上の症例を対象としたコホート研究をエビデンスの対象とした．検索された論文については，論文要旨から一次スクリーニングを作成委員と SR 委員で行い，本文を精読して二次スクリーニングを行い，エビデンスの抽出を行った．

3　エビデンスの質の評価

　各エビデンスの質の評価に関しては，SR 委員が Minds のセミナーを受講し，2 名の SR 委員がそれぞれでバイアスリスク，非直接性の評価を行い，統合し，最終的な SR を作成した．RCT が多く抽出された際はメタアナリシスを行う予定であったが，メタアナリシスを行うだけの RCT 論文は存在しなかった．

4　エビデンスの強さの決定

　診療ガイドラインにおけるエビデンスの強さは，期待される治療効果を支持する重要な要素となる．診療ガイドライン作成のなかで，エビデンス総体の強さの決定は，表 1 に準じて行った．

　RCT では初期評価を「A(強)」とし，評価を下げる要素の有無に応じて，エビデンスの強さを「A(強)」，「B(中)」，「C(弱)」，「D(とても弱い)」に分類した．観察研究の初期評価は「C(弱)」

から開始し，同様にエビデンスの強さを決定した．

表1 エビデンスの強さ

A(強)	効果の推定値に強く確信がある
B(中)	効果の推定値に中程度の確信がある
C(弱)	効果の推定値に対する確信は限定的である
D(とても弱い)	効果の推定値がほとんど確信できない

5 推奨文の作成

推奨文は，エビデンスの質と利益と害のバランスを加味して検討した．推奨の強さの決定については，表2に準じて行った．

表2 推奨の強さ

強い推奨	1	する or しないことを推奨する
弱い推奨	2	する or しないことを提案する
なし	なし	どちらともいえない

推奨の強さ(1，2，なし)とエビデンスの強さ(A，B，C，D)を併記すると以下のように記載される．

例)

1)患者に対して治療Aを行うことを推奨する(1A)＝(強い推奨，強い根拠に基づく)

2)患者に対して治療Bを行うことを提案する(2C)＝(弱い推奨，弱い根拠に基づく)

6 パネル会議

各CQのエビデンスの強さ，推奨文の推奨の強さについては，作成委員でパネル会議を行い検討した．CQ毎にアウトカムの重要性，利益と害のバランスを評価し，最終決定した．

7 診療ガイドラインの執筆

NPCは稀少疾患であり，エビデンスが不十分あるいは存在しないCQがあった．そのような場合の推奨文の作成については，エキスパートピニオンとして推奨文を作成した．

8 学会審査

診断基準・診療ガイドライン委員会を中心とする日本先天代謝異常学会内における審査は以下の流れで行った．

1)日本先天代謝異常学会事務局へ診断基準もしくはガイドライン案提出

2)診断基準・診療ガイドライン委員会で審議

3)修正意見，質問等をまとめ提出責任者へ修正依頼

4)委員会内で再審議

5)学会ホームページにてパブリックコメントを募集

6)診断基準・診療ガイドライン委員会で合議承認

7)理事会審議，承認

使用上の注意

　本ガイドラインは，臨床現場における医療者の診療のサポートとなることを目的として推奨を提供するものであり，本ガイドラインの推奨に必ず従うように強要するものではない．推奨文のなかには，エキスパートピニオンが含まれ，実際の医療現場での判断は，個々の患者，医療施設の状況に応じて決定するべきものと考えられる．

　本ガイドラインの推奨は，これらに従って診療すれば患者が必ず改善することを保証するものではない．治療効果は個々の患者の状況に応じて異なるものであり，本ガイドラインの推奨を参考にして臨床の現場において医療行為を行った結果に対して，本ガイドラインは責任を負うことはできない．

　加えて，本ガイドラインは医療裁判の証拠として利用されることを想定しておらず，あくまでも診療についての一般論的な推奨を提示している．したがって，医療事故が生じた場合に，本ガイドラインが示す推奨文に準拠しなかったという理由で「過失がある」と判断されることは不適切である．

　本ガイドラインは，臨床現場の一助となるべく作成されたものであり，個々の医療を縛るものではない．

対象となる患者

　本文中で示された方法で，NPC と診断されたすべての NPC 患者が対象である．

利益相反

　各作成委員，SR 委員に提示すべき利益相反はない．

ニーマンピック病 C 型（NPC）診療ガイドライン 2023
CONTENTS

第 1 章　ニーマンピック病 C 型（NPC）診療ガイドライン 2023

Ⅰ　NPC の概要

Ⅱ　NPC の診断と臨床検査

Ⅲ　NPC の治療

Ⅳ　NPC の新しい治療

第2章　システマティックレビュー(SR)ダイジェスト

CQ・推奨文(要約)・推奨度・エビデンスレベル一覧

	CQ	推奨文(要約)	推奨度	エビデンスレベル
CQ1	NPC は発症年齢によって臨床症状が異なるか?	● 発症年齢により臨床症状,臨床経過,予後が異なる. ● 神経症状の発症年齢が臨床症状,臨床経過,予後と強く関係する. ● 神経症状の発症年齢により 5 つの臨床病型に分類される.	―	―
CQ2	NPC では肝脾腫を必ず認めるか?	● 肝脾腫は必発ではないが,NPC のあらゆる年齢で認められ,年齢が若いほど頻度は高い. ● 年長になると,脾腫のみ残存している例が増加する. ● 年長例における肝脾腫は無症状であることが多く,積極的な腹部超音波検査などによる検索を行わないかぎり認識されないことが多い. ● 肝脾腫は臓器症状の主であり,神経症状の発症に先行する.	―	―
CQ3	NPC に特徴的な神経症状はあるか?	● 本症の発症年齢は幅が広く,神経症状も多彩である.そのため,発症年齢に応じた神経症状やその特徴の理解が重要である. ● 知的退行に加え,カタプレキシーや核上性垂直性眼球運動障害(VSGP)を認める場合は本症の可能性を考慮する. ● 若年型や思春期/成人型では精神症状が先行し,神経症状の進行が緩徐である.	―	―
CQ4	NPC の診断において中枢神経画像検査は有用か?	● 本症では中枢神経画像検査で多様かつ非特異的な変化を示す. ● 病期にもよるが,小脳,海馬,皮質下白質容積の減少ならびに,大脳のほぼ全域にわたる白質に軽度の病変がみられる. ● 疾患の診断自体の有用性はないが,診断後の疾患の進行度あるいは治療後の変化について,バイオマーカーとしての意義を有する可能性がある.	―	―
CQ5	NPC の診断においてフィリピン染色は有用か?	● 培養皮膚線維芽細胞を用いたフィリピン染色は NPC の診断に有用である. ● 現在は血清や尿を用いたバイオマーカー診断と,それに引き続いて行われる *NPC1/NPC2* 遺伝子の遺伝子解析で診断確定が得られない場合に実施される.	―	―
CQ6	NPC の診断において遺伝子検査は必須か?	NPC の遺伝子診断は,患者の確定診断,および保因者診断や遺伝カウンセリングのために必須である.	―	―
CQ7	NPC の診断においてバイオマーカーは有用か?	● 血液中と尿中のバイオマーカーが複数報告されている. ● 現在わが国で主に使用されている血液中のバイオマーカーとして,オキシステロール,異常胆汁酸,SPC,PPCS がある. ● 尿中のバイオマーカーとして,抱合型異常胆汁酸が利用されている. ● バイオマーカーは NPC 診断スクリーニングに有用であるが,新生児胆汁鬱滞や他のライソゾーム病などでの偽陽性に注意が必要である. ● 複数のバイオマーカーを組み合わせて利用することで,スクリーニングの精度が向上すると考えられる. ● 診断スクリーニング陽性となった場合には,確定診断するために,他の検査を実施するのがよいと考えられる.	―	―

CQ	推奨文（要約）	推奨度	エビデンスレベル
CQ8　NPC の診断はどのような流れで行うか？	●臨床症状から NPC を疑った場合，血漿（尿）バイオマーカーでスクリーニングする. ●血漿（尿）バイオマーカーが陽性であれば，確定診断として NPC1 遺伝子あるいは NPC2 遺伝子の遺伝子検査で病的バリアントを確認する. ●血漿（尿）バイオマーカーが陰性であっても，臨床症状が典型的な場合は遺伝子検査を行う. ●NPC1 遺伝子あるいは NPC2 遺伝子の遺伝子検査では両アレルの病的バリアントを確認する. ●遺伝子検査で確定診断できなければ，MLPA 法/cDNA シークエンス/エクソーム解析等のより詳細な遺伝子検査や，患者培養皮膚線維芽細胞を用いたフィリピン染色を必要とする場合もある.	－	－
CQ9　カタプレキシーに対して有効な治療はあるか？	●カタプレキシーは NPC 全体の 1/4 に認められ，幼児後期型と若年型ではより高頻度であり，診断のきっかけにもなる. ●対症療法として，抗うつ薬のクロミプラミン，イミプラミンが有効で，診断的治療にも使用できる. ●ミグルスタット治療でカタプレキシーが改善した症例の報告もある.	－	－
CQ10　ミグルスタットは周産期型や乳幼児早期型の胆汁鬱滞や肺障害を改善するか？	●ミグルスタットの周産期の肺症状や胆汁鬱滞に対する改善効果の有無に関するデータは少数の症例報告に留まっており，そのなかでも改善を得た例はわずかである. ●他に治療効果が得られる介入方法がないこと，特記すべき重大な副作用がないことを踏まえると，効果は不明であるが投与を考慮することに支障はないと思われる.	－	－
CQ11　ミグルスタットは生命予後，QOL を改善するか？	ミグルスタットは NPC の生命予後を改善する.	1	C
CQ12　ミグルスタットは神経症状を改善するか？	ミグルスタットは，歩行障害，構音障害，操作性・微細運動，嚥下障害で構成される disability score を安定化もしくは改善する.	1	C
CQ13　ミグルスタットは精神症状を改善するか？	ミグルスタットは，NPC 患者の精神症状の改善に有効である可能性がある.	2	D
CQ14　NPC におけるシクロデキストリン治療とは？	ヒドロキシプロピル -β- シクロデキストリン（HPBCD）の髄腔内投与は，NPC の神経症状の治療薬として期待されるが，副作用（聴覚障害），至適投与量，投与間隔などのさらなる検討が必要である.	－	－
CQ15　NPC における肝移植，造血幹細胞移植とは？	●NPC の急性肝不全に対して，肝移植が救命としての有効性を示した報告がある. ●NPC2 遺伝子変異の患者に対して，造血幹細胞移植が有効性を示した報告がある.	－	－
CQ16　NPC における遺伝子治療とは？	NPC モデル動物において，遺伝子治療は神経症状に対する効果が示されている.	－	－

第 1 章　ニーマンピック病 C 型（NPC）診療ガイドライン 2023

NPC の概要

疾患概要

　ニーマンピック病 C 型（Niemann-Pick disease type C: NPC）は *NPC1* 遺伝子または *NPC2* 遺伝子の変異に伴う常染色体潜性遺伝（劣性遺伝）の神経変性疾患で，ライソゾーム内の遊離コレステロールや糖脂質ガングリオシドが過剰に蓄積することによって生じる．肝脾腫や神経症状（失調，垂直性眼球運動障害，嚥下障害，構音障害，ジストニア等），精神症状（統合失調症や幻視を伴う幻聴，行動障害等）を呈するが，発症年齢によってその症状は多彩である．

　NPC の頻度は欧米では出生 12 万人に 1 例と推定[1]されており，発症頻度に人種差はないとされているが，わが国では約 40 名の診断生存例の確認に留まっていることから，多くの潜在患者がいるものと推測される．

　NPC は稀少疾患ではあるものの，診断法が確立されている．また，本疾患に対する治療薬（ミグルスタット）も承認されており，発症早期から治療を開始することで神経・精神症状の改善や進行抑制，生命予後の改善が得られる．

病　態

　NPC の原因遺伝子は *NPC1* 遺伝子（18q11）または *NPC2* 遺伝子（14q24.3）で，NPC 患者の約 95% が *NPC1* 遺伝子変異を有し，残りの約 5% が *NPC2* 遺伝子変異を有するとされるが，日本人ではまだ *NPC2* 変異の報告はない．NPC1 および NPC2 蛋白は後期エンドソーム/ライソゾームに局在する細胞内脂質輸送に関わる蛋白質で，NPC1 と NPC2 は機能共役し遊離コレステロールの輸送に関わる．低密度リポ蛋白質（low density lipoprotein: LDL）は細胞外から細胞膜上にある LDL 受容体を介してエンドサイトーシスにより取り込まれ，後期エンドソーム/ライソゾームにおいて酸性リパーゼによる加水分解を受けて遊離コレステロールとなる．遊離コレステロールはライソゾーム分泌蛋白である NPC2 によってライソゾーム膜蛋白の NPC1 へ受け渡され，細胞膜や小胞体，その他の細胞小器官に輸送される（図 1）ため，NPC1 あるいは NPC2 の異常によってライソゾーム内には遊離コレステロールの蓄積が生じる．遊離コレステロールの蓄積は肝臓や脾臓などの細網内皮系細胞に顕著にみられ，骨髄や肝臓，脾臓に泡沫細胞として見出される．また，遊離コレステロールのみならず，ライソゾーム内には糖脂質ガングリオシド（GM_1, GM_2, GM_3）やスフィンゴ脂質なども蓄積する[2]．

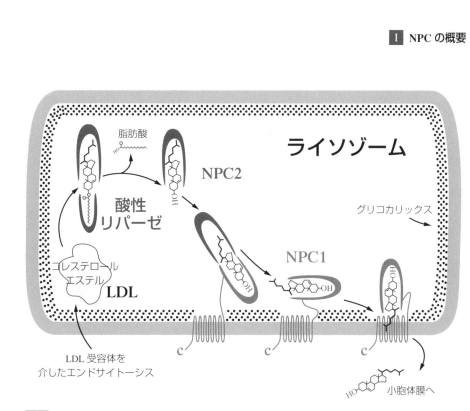

図1 ライソゾームにおけるコレステロール輸送障害

LDL：低密度リポ蛋白質.
（Kwon HJ, *et al*：*Cell* 2009；**137**：1213-1224 より改変）

Npc1 欠損マウス脳の脂質分析によると，中枢神経系ではコレステロール量の増加はわずかであるのに対して，ガングリオシド（GM_2，GM_3）の蓄積が顕著であることが示されており，神経変性の病態として重要である[3].

臨床症状および臨床病型（CQ 1 〜 3 参照）

NPC の臨床症状は発症年齢により多彩であり，周産期から成人まで多岐にわたる．その症状は内臓症状と神経・精神症状からなり，内臓症状と神経・精神症状の発症時期は無関係に生じる．内臓症状（主に脾腫で，肝腫大も伴う）は神経症状より早期に出現することが多いが，年齢が上がるにつれて自然軽快することが知られている．しかし，新生児期には肝不全症状で発症する症例があり，特に新生児ヘモクロマトーシス症例では必ず NPC を鑑別する必要がある．成人発症例の約半数では内臓症状を認めず，神経・精神症状が中心となる．

臨床病型は，神経症状の発症年齢により，①周産期型（2 か月未満），②乳幼児早期型（2 か月〜 2 歳未満），③幼児後期型（2 〜 6 歳未満），④若年型（6 〜 15 歳未満），⑤思春期/成人型（15 歳以上）の 5 つに分類される（図 2）．

臨床検査および診断（CQ 8 参照）

NPC の臨床症状は多岐にわたり，非特異的な症状も多いため，臨床経過から NPC が疑われた場合，NPC サスピションインデックス（NPC suspicion index: NPC SI）を用

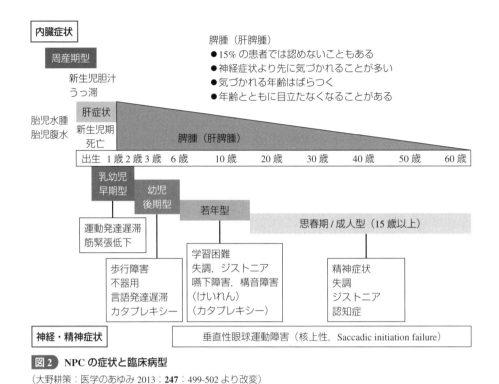

図2　NPC の症状と臨床病型

（大野耕策：医学のあゆみ 2013；**247**：499-502 より改変）

いてスコアリングを実施するとともに[4,5]，特に新生児期発症の肝不全症例ならびに新生児ヘモクロマトーシス症例[6-8]では積極的にスクリーニング検査を行う．また，スクリーニング検査として血液や尿を用いたバイオマーカー測定（**CQ 7** 参照）を行い，NPC が疑われる結果が得られれば，確定診断のために *NPC1* 遺伝子および *NPC2* 遺伝子の遺伝子検査による病的バリアントの同定を行う．

　これらの検査で確定診断が得られない場合は，培養皮膚線維芽細胞を用いたフィリピン染色で遊離コレステロールの蓄積を確認する（**CQ 5** 参照）．

　治療効果を得るためには早期診断が重要であるが，遺伝子検査以外の検査は保険未収載であるため，研究者有志によって構築された NPC 診断支援システムで検査を実施している（http://www.crearid.or.jp/npc/）．

治　療

　グルコシルセラミド合成酵素阻害薬であるミグルスタットが保険適用となっている．ミグルスタットはイミノ糖に属する低分子化合物で，スフィンゴ糖脂質の生合成経路の最初の段階を触媒するグルコシルセラミド合成酵素を阻害することで，NPC においてコレステロールとともに蓄積を認めるガングリオシド（GM_3 と GM_2）の合成を二次的に減少させることにより神経症状の改善を図るものである．ミグルスタットは様々な神経症状（嚥下機能，水平性衝動性眼球運動，認知機能，歩行障害，聴覚機能）や精神症状の改善や進行抑制，生命予後の改善に寄与することが報告されている[6-13]．

治療効果の詳細については本書「Ⅲ　NPC の治療」(CQ 10 ～ 13)を参照されたい.

　また，NPC では様々な症状に応じて適宜対症療法・支持療法が行われる．NPC 患者では，他の神経変性疾患に比して嚥下障害が比較的早期に発症するため，適切な気道確保と栄養管理が重要である．カタプレキシー(情動脱力発作)に対しては三環系抗うつ薬が有効である(CQ 9 参照).

フォローアップ

　ミグルスタットの副作用として，下痢や鼓腸，腹痛，食欲減退や体重減少などの消化器症状が高率に認められ[8, 14]，特に治療開始後の数週間に多いとされる．ミグルスタットは小腸ジサッカリダーゼを阻害し，炭水化物(二糖類)の加水分解を抑制するため，浸透圧性下痢や結腸発酵の結果として消化器症状が起こると考えられている．食事や服薬タイミングの調整(食間に内服することや炭水化物を控える等)で対応可能な場合が多い．また，ミグルスタット投与を少量から開始して漸増する，また症状増悪時の減量調整をするなどして継続投与していくなかで消化器症状は徐々に改善されることも多い．症状緩和にロペラミド塩酸塩は効果的である．また，そのほかに関連のある有害事象として，失調や末梢神経障害，著明な無力症・筋緊張低下[15]の報告もあることから，投与中は慎重にモニタリングを行う必要がある．

　また，周産期から乳幼児期早期に劇症肝不全となり，NPC と診断される前に肝移植となる症例もある[16]．移植時の肝臓の病理学的所見から新生児ヘモクロマトーシスと診断されたが，幼児期から小児期に神経症状が出現し，NPC の診断に至った症例も散見されるため，神経症状の注意深い観察が必要である．

文　献

1) Vanier MT：Niemann-Pick disease type C. *Orphanet J rare Dis* 2010；**5**：16.
2) Sugimoto Y, *et al*：Accumulation of cholera toxin and GM₁ ganglioside in the early endosome of Niemann-Pick C1-deficient cells. *Proc Natl Acad Sci USA* 2001；**98**：12391-12396.
3) Taniguchi M, *et al*：Sites and temporal changes of gangliosides GM₁/GM₂ storage in the Niemann-Pick disease type C mouse brain. *Brain Dev* 2001；**23**：414-421.
4) Pineda M, *et al*：A Suspicion Index to aid screening of early-onset Niemann-Pick disease Type C (NP-C). *BMC Pediatr* 2016；**16**：107.
5) Mengel E, *et al*：Differences in Niemann-Pick disease Type C symptomatology observed in patients of different ages. *Mol Genet Metab* 2017；**120**：180-189.
6) Patterson MC, *et al*：Long-term survival outcomes of patients with Niemann-Pick disease type C receiving miglustat treatment：A large retrospective observational study. *J Inherit Metab Dis* 2020；**43**：1060-1069.
7) Patterson MC, *et al*：Stable or improved neurological manifestations during miglustat therapy in patients from the international disease registry for Niemann-Pick disease type C：an observational cohort study. *Orphanet J Rare Dis* 2015；**10**：65.
8) Wraith JE, *et al*：Miglustat in adult and juvenile patients with Niemann-Pick disease type C：long-term data from a clinical trial. *Mol Genet Metab* 2010；**99**：351-357.
9) Pineda M, *et al*：Miglustat in patients with Niemann-Pick disease Type C (NP-C)：a multicenter observational retrospective cohort study. *Mol Genet Metab* 2009；**98**：243-249.
10) Heron B, *et al*：Miglustat therapy in the French cohort of paediatric patients with Niemann-Pick

disease type C. *Orphanet J Rare Dis* 2012；**7**：36.

11）Karimzadeh P, *et al*：Effects of miglustat on stabilization of neurological disorder in niemann-pick disease type C：Iranian pediatric case series. *J Child Neurol* 2013；**28**：1599-1606.

12）Fecarotta S, *et al*：Long term follow-up to evaluate the efficacy of miglustat treatment in Italian patients with Niemann-Pick disease type C. *Orphanet J Rare Dis* 2015；**10**：22.

13）Chien YH, *et al*：Long-term efficacy of miglustat in paediatric patients with Niemann-Pick disease type C. *J Inherit Metab Dis* 2013；**36**：129-137.

14）Patterson MC, *et al*：Miglustat for treatment of Niemann-Pick C disease：a randomised controlled study. *Lancet Neurol* 2007；**6**：765-772.

15）Ginocchio VM, *et al*：Efficacy of miglustat in Niemann-Pick C disease：a single centre experience. *Mol Genet Metab* 2013；**110**：329-335.

16）Kumagai T, *et al*：A case of Niemann-Pick disease type C with neonatal liver failure initially diagnosed as neonatal hemochromatosis. *Brain Dev* 2019；**41**：460-464.

NPC の診断と臨床検査

II

CQ 1　NPC は発症年齢によって臨床症状が異なるか？

要約

● 発症年齢により臨床症状，臨床経過，予後が異なる．

● 神経症状の発症年齢が臨床症状，臨床経過，予後と強く関係する．

● 神経症状の発症年齢により 5 つの臨床病型に分類される．

［解　説］

　ニーマンピック病 C 型（Niemann-Pick disease type C: NPC）では発症年齢により臨床症状，臨床経過，予後が異なる[1,2]．新生児では初発症状は全身症状（遷延性黄疸，肝腫大，脾腫大，肺症状等）が主で，神経症状はわずかなことが多い．本症では全身症状の発症年齢と神経症状（失調，垂直性眼球運動障害，嚥下障害，構音障害，ジストニア等）の発症年齢は関係がなく，全身症状発現の数十年後に神経症状が現れる場合もある[1]．全体として，神経症状の発症年齢が臨床症状，臨床経過，予後と強く関係する[1,2]．神経症状の発症年齢により，5 つの臨床病型に分類される（**表1**）．

　①周産期型（2 か月未満）では，遷延性黄疸と軽度肝脾腫の症状があり，黄疸は 3 ～ 4 か月で改善する例が多い[3]．神経症状は遅れて現れてくる．しかし，10% 未満の例では肝障害が急速に進行して 6 か月以内に死に至る．②乳幼児早期型（2 か月 ～ 2 歳未満）では，神経症状として緊張低下と発達遅滞が特徴的に現れる．肝脾腫と新生児遷延性黄疸は常にみられる．③幼児後期型（2 ～ 6 歳未満）では，不器用，歩行障害，微細運動障害などが初発症状となる．言葉の遅れ，遷延性黄疸の既往，臓器腫大がみられることがある．典型例では垂直性眼球運動障害を認める．最初の症状が笑いなどで誘発されるカタプレキシー（情動脱力発作）のこともある．進行すればけいれんが頻

表1　**NPC の 5 つの臨床病型**

神経症状の発症年齢	臨床病型
2 か月未満	周産期型（pre/perinatal onset）
2 か月〜 2 歳未満	乳幼児早期型（early infantile onset）
2 〜 6 歳未満	幼児後期型（late infantile onset）
6 〜 15 歳未満	若年型（juvenile onset）
15 歳以上	思春期/成人型（adolescent/ adult onset）

回にみられるようになる．④若年型（6 〜 15 歳未満）では，学業の遅れや会話と学習の困難などの認知障害，不器用，転びやすい，進行性の歩行障害とジストニアなど協調運動障害，核上性垂直性眼球運動障害（vertical supranuclear gaze palsy: VSGP）などが出現する．⑤思春期/成人型（15 歳以上）は認知障害で発症し，高頻度で精神症状（統合失調症，幻視を伴う幻聴，行動障害等）を呈する[4,5]．診断が遅れる傾向にあるが，特徴的な VSGP を認めることが早期診断につながる．

　各臨床病型の相対的な頻度に関しては，欧州のレジストリなどから複数のデータが発表されている．英国の NPC 患者 132 名の解析からは，周産期型 6 名（4.5%），乳幼児早期型 8 名（6.1%），幼児後期型 51 名（38.6%），若年型 42 名（31.8%），思春期/成人型 25 名（18.9%）と報告されている[6]．ほかの欧州全体の NPC 患者 145 名のレジストリからは，乳幼児早期型 16 名（11.0%），幼児後期型 45 名（31.0%），若年型 45 名（31.0%），思春期/成人型 39 名（26.9%）と報告されている[7]．国内の NPC 患者の臨床病型に関する情報はなく，今後の国内レジストリの確立により明らかになると思われる．

文　献

1）Vanier MT：Niemann-Pick disease type C. *Orphanet J Rare Dis* 2010；**5**：16.
2）Geberhiwot T, *et al*：Consensus clinical management guidelines for Niemann-Pick disease type C. *Orphanet J Rare Dis* 2018；**13**：50.
3）Spiegel R, *et al*：The clinical spectrum of fetal Niemann-Pick type C. *Am J Med Genet A* 2009；**149A**：446-450.
4）Sevin M, *et al*：The adult form of Niemann-Pick disease type C. *Brain* 2007；**130**：120-133.
5）Kawazoe T, *et al*：Phenotypic variability of Niemann-Pick disease type C including a case with clinically pure schizophrenia：a case report. *BMC Neurol* 2018；**18**：117.
6）Imrie J, *et al*：Observational cohort study of the natural history of Niemann-Pick disease type C in the UK：a 5-year update from the UK clinical database. *BMC Neurol* 2015；**15**：257.
7）Patterson MC, *et al*：Disease and patient characteristics in NP-C patients：findings from an international disease registry. *Orphanet J Rare Dis* 2013；**8**：12.

CQ 2 ▶ NPC では肝脾腫を必ず認めるか？

要約
- 肝脾腫は必発ではないが，NPC のあらゆる年齢で認められ，年齢が若いほど頻度は高い．
- 年長になると，脾腫のみ残存している例が増加する．
- 年長例における肝脾腫は無症状であることが多く，積極的な腹部超音波検査などによる検索を行わないかぎり認識されないことが多い．
- 肝脾腫は臓器症状の主であり，神経症状の発症に先行する．

[解　説]

1 周産期型（2 か月未満）

ニーマンピック病 C 型（Niemann-Pick disease type C：NPC）の周産期型では，ほぼ全例で胆汁鬱滞性肝障害と肝脾腫を認める[1-3]．最近の報告でも乳幼児早期型（2 か月～2 歳未満）症例において，新生児期の肝脾腫は全例で認められたと述べられている[4]．

胆汁鬱滞と肝脾腫は生後数日または数週から出現する．患者の約 10％ は黄疸が急速に進行し肝不全に至り，多くは 6 か月以内に死亡する．周産期型では胎児水腫などを呈することもある[5]．その他の多くの例では，黄疸は生後 2～4 か月で自然に消失するが[3]，肝脾腫はその後も様々な程度で残存する．

近年，NPC は乳幼児期早期の肝臓疾患の比較的主要な原因の 1 つとして認識され，すべての新生児胆汁鬱滞の 7.5％，特発性新生児胆汁鬱滞の 27％ を占めるとの報告もある[6]．説明のつかない新生児肝炎で，特に脾腫が遷延する場合は NPC を考慮する[7]．

NPC では新生児期に神経症状を呈することはなく，これは他の疾患との鑑別において重要である．神経所見は数か月後から幼児期に，一部ではさらに遅い時期に出現する．同胞例であっても臨床病型が異なる例もある．

2 乳幼児早期型（2 か月～2 歳未満）

乳幼児早期型症例のレビュー[4]では，臓器腫大は *NPC1* 遺伝子変異例で 89 例中 80 例（89.9％．このうち 54 例が肝脾腫，11 例が脾腫，15 例が臓器腫大として記載），*NPC2* 遺伝子変異例で 16 例中 15 例（93.8％）と高率である．一方，遷延性黄疸は *NPC1* 遺伝子変異例で 89 例中 30 例（33.7％），*NPC2* 遺伝子変異例で 16 例中 7 例（43.8％）に認められた．

また，2009 年から 2017 年にかけて実施された NPC レジストリの観察コホート研究［乳幼児早期型 13.5％，幼児後期型（2～6 歳未満）25.6％，若年型（6～15 歳未満）31.8％，思春期/成人型（15 歳以上）29.1％］では，幼児期の脾腫は 398 例中 199 例（50％），肝腫大は 397 例中 147 例（37.0％）にあり，ほとんどの患者で持続的であった[8]．加えて，幼児期にミグルスタット継続治療を受けた患者においても，脾腫は 200 例中 109 例（54.5％），肝腫は 203 例中 73 例（36.0％），肝脾腫は 109 例中 70 例（64.2％）と，明らかな軽減傾向はないことが示唆されている[8]．

　そのほか，過去の報告における乳幼児早期型における肝脾腫の割合は 65% からほぼ全例[2,3,7]などとばらつきがみられるが，いずれもこの時期の肝脾腫が高頻度であることを示している．

3　幼児後期型(2 〜 6 歳未満)，若年型(6 〜 15 歳未満)

　幼児後期型症例の多くはまず脾腫もしくは肝脾腫のみに気づかれる．若年型においても，しばしば脾腫(稀に肝脾腫)が最初の徴候となる[3]．Imrie らによると，幼児後期型の 51 例中 32 例(63%)，若年型の 42 例中 18 例(43%)に肝脾腫が認められている[2]．これらの症例の新生児期の胆汁鬱滞性肝障害は，それぞれ 51 例中 29 例(57%)，42 例中 14 例(33%)に認められた[2]．

4　思春期/成人型(15 歳以上)

　思春期/成人型症例では，Imrie らによると，臓器腫大は 25 例中 6 例(24%)に認められ[2]，また Patterson は，全患者の 15% では肝脾腫はないか，あってもごく軽度であり，思春期/成人型では 1/2 程度で肝脾腫がないか，あってもごく軽度と述べている[5]．

　一方，成人発症(平均 25±9.7 歳発症)の NPC における総計 68 例のレビューでは，脾腫が 54%，肝腫大が 19% に認められている[9]．さらに，Sevin らが実際に超音波検査を実施した思春期/成人型 13 例のコホート研究では，92.3% と高率に脾腫を，53.8% に肝腫大を認めている[9]．

5　まとめ

　上述のように，肝脾腫を呈する患者の割合は報告により様々である．その理由として，特に成人発症の NPC 患者では肝脾腫は通常無症状であり，積極的に腹部超音波検査を実施しないかぎり認識されないことがあげられる．このようなバイアスは肝脾腫の頻度を過小評価する誘因となる．今後，十分な画像評価のデータを積み重ねることにより，臓器腫大の全体像が明確になっていくと思われる．

　いずれの臨床病型においても，肝脾腫は臓器症状の主であり，神経症状の発症に先行する．神経・精神症状のある患者において，肝臓疾患がない単独の脾腫の存在は，NPC を強く示唆する[5]．

文　献

1) Gumus E, *et al*：Niemann-Pick disease type C in the newborn period：a single-ceter experience. *Eur J Pediatr* 2017；**176**：1669-1676.

2) Imrie J, *et al*：Observational cohort study of the natural history of Niemann-Pick disease type C in the UK：a 5-year update from the UK clinical database. *BMC Neurol* 2015；**15**：257.

3) Vanier MT：Niemann-Pick disease type C. *Orphanet J rare Dis* 2010；**5**：16.

4) Yilmaz BS, *et al*：Clinical and molecular features of early infantile Niemann Pick type C disease. *Int J Mol Sci* 2020；**21**：5059.

5) Patterson M, *et al*：Recommendations for the diagnosis and management of Niemann-Pick disease type C：An update. *Mol Genet Metab* 2012；**106**：330-344.

6) Yerudhalmi B, *et al*：Niemann-Pick disease type C in neonatal cholestasis at a North American

center. *J Pediatr Gastroenterol Nutr* 2002；**35**：44-50.

7) Kelly DA, *et al*：Niemann-Pick disease type C：diagnosis nad outcome in children, with particular reference to liver disease. *J Pediatr* 1993；**123**：242-247.

8) Patterson M, *et al*：Treatment outcomes following continuous miglustat therapy in patients with Niemann-Pick disease type C：a final report of the NPC registry. *Orphanet J rare Dis* 2020；**15**：104.

9) Sevin M, *et al*：The adult form of Niemann-Pick disease type C. *Brain* 2007；**130**：120-133.

CQ 3　NPC に特徴的な神経症状はあるか？

要約

● 本症の発症年齢は幅が広く，神経症状も多彩である．そのため，発症年齢に応じた神経症状やその特徴の理解が重要である．

● 知的退行に加え，カタプレキシーや核上性垂直性眼球運動障害（VSGP）を認める場合は本症の可能性を考慮する．

● 若年型や思春期/成人型では精神症状が先行し，神経症状の進行が緩徐である．

[解　説]

　ニーマンピック病 C 型（Niemann-Pick disease type C：NPC）に特徴的な神経症状として，カタプレキシー（情動脱力発作）や核上性垂直性眼球運動障害（vertical supranuclear gaze palsy：VSGP）があげられる．そのほか，知的退行，失調，ジストニア，構音障害，嚥下障害，筋緊張低下・亢進，てんかん発作などを合併する．思春期/成人型（15 歳以上）では，感情の抑制困難，記憶障害や認知の低下に代表される高次脳機能の障害が病初期より出現する．乳幼児早期型（2 か月〜 2 歳未満），幼児後期型（2 〜 6 歳未満）では知的退行とともに認知の障害が，若年型（6 〜 15 歳未満）では小児期に注意欠如・多動性障害（attention-deficit/hyperactivity disorder: ADHD）を認めることが多い．図 1 に神経症状別の合併頻度を示す[1]．

1　カタプレキシー[2-8]

　カタプレキシー（情動脱力発作）はナルコレプシー（narcolepsy）の一症状であり，そのほか，過剰な眠気，睡眠麻痺・入眠時幻覚などのレム睡眠関連症状がナルコレプシーに伴う．カタプレキシーは笑うなどの情動の変化を誘因に姿勢筋の緊張の喪失が瞬間的に生じ，全身または下半身の力が'カクン'と抜ける発作であり，しばしばてんかん性の失立発作，起立性低血圧や一過性脳虚血発作（transient ischemic attack: TIA）などとの鑑別を要する．NPC では，睡眠・覚醒の中枢である視床下部外側野の神経細胞が選択的に脱落することによりカタプレキシーが生ずると考えられている．特発性ナルコレプシーにおいて，1980 年代にヒト白血球抗原（HLA）-DR2 との関連が[3]，さらに，2000 年に覚醒機構と摂食行動に関わる神経ペプチドであるオレキシン含有神経細胞の脱落がナルコレプシーで証明された[4,5]．NPC 患者でも約 10 〜 30% にカタプレキシーを認め，カタプレキシー/ナルコレプシーの合併例の髄液中オレキシン値の低値が報告されている[6-8]．NPC 患者では，視床下部外側に存在するオレキシン含有神経細胞の障害により，カタプレキシーが生じると示唆されている[6,7]．

2　核上性垂直性眼球運動障害（VSGP）[2,9,10]

　NPC 患者の約 70% に VSGP が合併する．VSGP は，核上障害による垂直方向の急速眼球運動の障害を特徴とし[9,10]，病状の進行により水平性の衝動性眼球運動障害を認める．小脳からの投射に制御されている前庭核に関連する前庭眼反射は，臨床病期

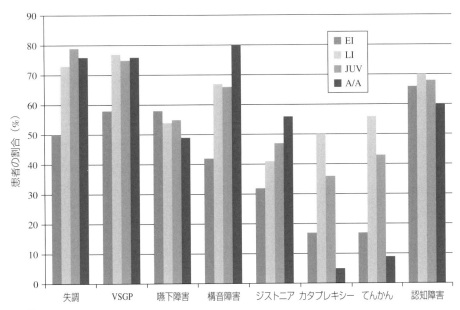

図1 NPC における臨床病型別の神経症状の合併頻度

EI：乳幼児早期型(2 か月〜2 歳未満, $n=16$), LI：幼児後期型(2〜6 歳未満, $n=45$), JUV：若年型(6〜15 歳未満, $n=45$), A/A：思春期/成人型(15 歳以上, $n=39$), VSGP：核上性垂直性眼球運動障害.
(Patterson MC, *et al*：*Orphanet J Rare Dis* 2013：**8**：12-21 より改変)

の最後まで維持される. 幼児では緩慢で動きの制限された垂直性の衝動性眼球運動は頭部を同時に動かすことで代償されるが, 進行とともに VSGP は顕著になる. また, 幼児では指示による眼球運動が不可能なため垂直性眼球運動障害の評価が難しいが, 眼を 1 回閉じ再度眼を開けることで, または瞬きをすることで上方へ眼球を移動させて上方視を行う. 思春期/成人型では下方視が最初に障害され, 書字, 運転や階段下降の際に体幹を前方に傾けることで下方視を行う. VSGP の診察の際には, 追従視(動体を追う眼の動き)のみでなく, 自発的な垂直性の衝動性眼球運動(上下に平行に固定した 2 つの目標物の間を俊敏に追う)の評価が重要である[9, 10]. VSGP は, 進行性核上性麻痺(progressive supranuclear palsy: PSP), タウオパチー(tauopathy), レビー小体(Lewy body)を伴う認知症, 脊髄性小脳失調症, テイ・サックス病(Tay-Sachs disease), ウィルソン病(Wilson's disease), ビタミン B_{12} 欠損症, ハンチントン病(Huntington's disease)やクロイツフェルト・ヤコブ病(Creutzfeldt-Jakob disease: CJD)などでも認めるが, NPC では早期に出現する.

3 失調[2]

NPC における失調は小脳のプルキンエ細胞の早期脱落により生ずるが, 他の疾患に比べて緩やかである. 小児患者では小走りができない, 物を素早く掴めずゆっくり握るのが特徴である. 歩行は, 病初期では正常である. 一般に失調はジストニアの出現後に認めるが, 乳幼児早期型や幼児後期型ではジストニアが顕在化する以前に失調を認めることが多い. また, 失調のみが唯一の神経所見であることもある. NPC は広義には常染色体潜性遺伝(劣性遺伝)の小脳性運動失調症に含まれるが, 網膜変性症

や末梢神経障害が存在しないこと，小脳萎縮は進行病期で認めることより，その他の小脳性失調症との鑑別は難しくない．

4　ジストニア[2]

NPC ではジストニアは失調との合併が多く，青年期よりもむしろ成人期発症で頻度が高い．病初期は顔面や四肢に，進行により頸部，体幹のジストニアを認め，歩行障害をきたす．NPC におけるジストニアは，手首の屈曲・変形を伴う，会話時の強制微笑を特徴とする．ジストニア単独の NPC 患者では，DYT1 や DYT6 などの遺伝性ジストニアと診断されていることがある．その他のジストニアの鑑別として，ミトコンドリア呼吸鎖複合体欠損症，ピルビン酸脱水素酵素欠損症，グルコーストランスポーター 1（GLUT-1）欠損症，ビタミン E 欠乏症，有機酸代謝異常症，尿素サイクル異常症，ホモシスチン尿症やウィルソン病などの先天代謝異常症がある．

5　構音障害，嚥下障害[2]

小脳や大脳基底核の障害による構音筋群の協調運動障害により，構音障害を認める．小脳性の構音障害では，話し方がゆっくりで，発音が不明瞭，単調で爆発的である．嚥下障害は，脳幹障害のみでなく，前頭葉の大脳皮質の障害によっても生じ，NPC では病初期から進行期に至るまで認める．若年期以降の発症では，構音障害，嚥下障害は歩行可能な時期から認められることがある．

6　筋緊張の低下または亢進[2]

乳幼児早期型や幼児後期型において，最初に出現する神経症状は筋緊張の低下である．臨床症状の進行により，ジストニアなどの不随意運動が出現し，筋過緊張が進行する．筋緊張の亢進により側弯症，胸郭変形や関節脱臼などをきたし，生活の質（quality of life: QOL）を低下させる要因となる．

7　てんかん[2]

NPC では約 30 ～ 50% にてんかんを合併するが，特異的な発作型はない．

8　発達遅滞，知的退行[2]

知的退行は，乳幼児早期型や幼児後期型の早期診断に重要であり，脾腫や VSGP，カタプレキシーなどの併存は NPC を強く示唆する．幼児期では微細運動や粗大運動，視覚認知が障害されるが，青年期では言語障害が主体となる．

文　献

1) Patterson MC, *et al*：Disease and patient characteristics in NP-C patients：findings from an international disease registry. *Orphanet J Rare Dis* 2013；**8**：12-21.
2) Mengel E, *et al*：Niemann-Pick disease type C symptomatology：an expert-based clinical description. *Orphanet J Rare Dis* 2013；**8**：166-176.
3) Juji T, *et al*：HLA antigens in Japanese patients with narcolepsy. All the patients were DR2 positive.

Tissue Antigenes 1984 ; **24** : 316-319.

4) Thannickal TC, *et al* : Reduced number of hypocretin neurons in human narcolepsy. *Neuron* 2000 ; **27** : 469-474.

5) Hara J, *et al* : Genetic ablation of orexin neurons in mice results in narcolepsy, hypophagia, and obesity. *Neuron* 2001 ; **30** : 345-354.

6) Nishino S, *et al* : Low cerebrospinal fluid hypocretin(Orexin) and altered energy homeostasis in human narcolepsy. *Ann Neurol* 2001 ; **50** : 381-388.

7) Nishino S, *et al* : Symptomatic narcolepsy, cataplexy and hypersomnia, and their implications in the hypothalamic hypocretin/orexin system. *Sleep* 2005 ; **9** : 269-310.

8) Oyama K, *et al* : Niemann-Pick disease type C : Cataplexy and hypocretin in cerebrospinal fluid. *Tohoku J Exp Med* 2006 ; **209** : 263-267.

9) Salsano E, *et al* : Vertical supranuclear gaze palsy in Niemann-Pick type C disease. *Neurol Sci* 2012 ; **33** : 1225-1232.

10) Abel LA, *et al* : Saccades in adult Niemann-Pick disease type C reflect frontal, brainstem, and biochemical deficits. *Neurology* 2009 ; **72** : 1083-1086.

CQ 4　NPC の診断において中枢神経画像検査は有用か？

要約

● 本症では中枢神経画像検査で多様かつ非特異的な変化を示す．

● 病期にもよるが，小脳，海馬，皮質下白質容積の減少ならびに，大脳のほぼ全域にわたる白質に軽度の病変がみられる．

● 疾患の診断自体の有用性はないが，診断後の疾患の進行度あるいは治療後の変化について，バイオマーカーとしての意義を有する可能性がある．

［解　説］

　本 CQ の解説にあたり，各分野での参考文献の筆頭としたのは，2012 年に発表されたニーマンピック病 C 型（Niemann-Pick disease type C：NPC）全般に関わるガイドラインの論文[1]である．同ガイドラインの声明として本 CQ に関連して引用された関係論文は，剖検報告[2]を除く神経画像研究はすべてガイドライン起草者のひとりである Mark Walterfang を筆頭著者とした 5 編の論文[3-7]であり，思春期から成人を対象とした MRI を用いた研究である．

　ここではまず病理学的論文の概要を述べたのち，Walterfang らの 5 編の論文[3-7]と，キーワード検索により適切と考えられた 6 編を合わせた 11 編の論文の要点を記載する．

1　剖検報告

　Chiba ら[2]による剖検報告では，大脳病変の広がりや特徴が概説されている．本症例は青年期発症で，37 歳時に剖検により NPC と診断が確定し，大脳萎縮，特に前頭葉および側頭葉に選択的な萎縮があった．神経細胞に脂質が蓄積し，神経原線維変化（neurofibrillary tangle: NFT）が広く分布していた．顕微鏡的に前頭側頭葉皮質，海馬，扁桃体，前頭基底部，視床，黒質，脳幹神経核で NFT 形成部位近傍の神経細胞が消失し，グリオーシス（gliosis）がみられ，さらに多くの部位でルイ体（Luys body）が多数存在した．一方，神経細胞の脂質蓄積は神経変性がほとんどない頭頂葉，後頭葉皮質を含む広範な領域で観察された．

2　Walterfang らの脳 MRI 関連の報告

　Walterfang ら[3]は，NPC の病初期には MRI 上の変化はみられないこともあるが，多くは大脳容積の減少があり，運動失調の悪化や眼球運動障害に伴い MRI 上で小脳容積の減少もみられるとした．小脳容積の減少は簡易運動失調評価尺度（brief ataxia rating scale: BARS）で示される失調の悪化や眼球運動障害の進行に並行していると報告した．

　また，NPC では皮質より深部灰白質の減少が著しく，疾患の進行とともに視床，海馬，線条体の容積が減少した．左視床の容積減少は認知機能低下と並行し，視床，海馬，尾状核の病変は記憶や実行機能，運動コントロールに関係し，視床，視床下部の

容積の減少は NPC における運動，精神症状，認知機能の障害の根拠と考えられるとした[4].

　さらに白質の病変は広範で，通常の MRI より拡散テンソル画像（diffusion tensor imaging: DTI）により明瞭になることも報告された．この論文では皮質の広範な萎縮巣のほか，主要白質で異方性比率の減少が広範にみられ，髄鞘の異常と軸索の構造異常が神経細胞体の変性に先行しているのではないかという仮説を支持するものであるとし，灰白質の容積測定と DTI を併用すると病期の指標になるだけでなく，新規治療法の効果判定にも有用な可能性があるとした[5].

　次いで，MRI で脳梁を詳細に計測し，脳梁の大きさと構造は疾患の状態と特性のマーカーであり，罹病期間と症状スコア，蛍光レベルでのフィリピン染色とも有意に相関し，眼球運動と脳梁領域の変化に強い関連がみられるとした[6].

　さらに橋/中脳比の増加は進行性核上性麻痺（progressive supranuclear palsy: PSP）にみられる変化と同様であったが，その程度は少なかったと記載した．病期と眼球運動の異常は相関があるのでこの比も疾患の進行度の指標になるとした[7].

　これら 5 編の論文[3-7]から，中枢神経画像所見の変化はわずかなものであり，前述のガイドライン[1]において Walterfang は，全体として中枢神経画像検査は診断のツールとしてではなく，バイオマーカーとしての意義が大きいと述べている.

3　その他の中枢神経画像検査関連の報告

　Tedeschi ら[8]は，1998 年にすでに大脳，小脳の萎縮と白質の異常を MRI で示した．この変化は疾患特異的ではないが，脳萎縮と臨床スコアは有意に相関したとし，^{1}H-MR スペクトロスコピー（^{1}H-MRS）で N- アセチルアスパラギン酸/クレアチニン比（NAA/Cr 比）の異常が臨床ステージの程度と有意な相関があり，MRS の異常度と，局所分布から，脳病変評価の精度の高いツールになる可能性があり，病期のステージを区別できると考えた.

　Lee ら[9]は，Walterfang ら[6]の脳梁測定の論文を成人の重要な所見として引用し，小児について検討した．MRI と DTI で 39 名の小児の脳梁の体積および横断面積と，米国国立衛生研究所（National Institutes of Health: NIH）の脳卒中神経学的重症度評価スケールの重症度との関連を検討し，この方法が小児 NPC の中枢神経損傷の指標になるかどうか調べた．その結果，患者の重症度と DTI 異方性比率が低く，脳梁各部の体積減少，合計横断面積が狭いことに関連性がみられ，特に歩行能力と運動機能は重症度と強い相関があった．さらに DTI では，脳梁の微細な構造変化と臨床的重症度との間に逆相関がみられたと述べた.

4　治療による脳 MRI 所見

　2012 年，Héron ら[10]は，フランスの小児 20 名の治療コホートを対象に MRI，MRS を実施した．MRI では後部脳室周囲白質の異常に続き，遅発性髄鞘形成または脱髄に類似したびまん性変化が認められた．特に乳幼児早期型および幼児後期型では皮質・皮質下の萎縮が初発し，小脳萎縮はあまりみられなかったとし，MRI または

MRS と臨床経過との間に相関関係は認められなかった．

　一方，Mastingue ら[11] は，NPC 患者 13 名の MRI と DTI をミグルスタット使用前後で比較したところ，広範囲（基底核，大脳脚上部および脳梁前部体部）に萎縮があったが，体積減少と重症度の関係は不明で，脳体積がマーカーになるかどうかは不明であった．DTI では放線冠と帯状回の異方性比率が有意に低下し放射拡散係数（radial diffusivity: RD）は広範囲で上昇し，臨床像との相関の可能性があるとした．なお，NPC で確認された白質領域における DTI の変化は脳の代謝変化を直接反映していると思われた．

5　脳の脂肪含有量を指標とした研究

　Guo ら[12] は，MRI で脂肪含有量を測定できるとする IDEAL-IQ（iterative decomposition of water and fat with echo asymmetry and the least squares estimation quantification sequence）法を使用して，NPC 患者 12 名と対照群で，入院時と積極的治療 2 か月後の MRI，H^1-MRS を比較した．患者群では正常にみえる部分でも脂肪含有率が高く，治療で減少したがなお高値であった．Guo らは，IDEAL-IQ 法は NPC の非侵襲的・客観的評価法として，脳軟部組織の脂肪含有量の定量的計測と治療後の経過観察に利用できるとしたが，この手法は肝臓の脂肪計測を目的としており，また脳の MRI 研究に応用された他の論文がみつからなかったため，評価ができなかった．

文　献

1）Geberhiwot T, *et al*：Consensus clinical management guidelines for Niemann-Pick disease type C. *Orphanet J Rare Dis* 2018；**13**：50.
2）Chiba Y, *et al*：Niemann-Pick disease type C1 predominantly involving the frontotemporal region, with cortical and brainstem Lewy bodies：an autopsy case. *Neuropathology* 2014；**34**：49-57.
3）Walterfang M, *et al*：Cerebellar volume correlates with saccadic gain and ataxia in adult Niemann-Pick type C. *Mol Genet Metab* 2013；**108**：85-89.
4）Walterfang M, *et al*：Subcortical volumetric reductions in adult Niemann-Pick disease type C：a cross-sectional study. *Am J Neuroradiol* 2012；**34**：1334-1340.
5）Walterfang M, *et al*：White and gray matter alterations in adults with Niemann-Pick disease type C：a cross-sectional study. *Neurology* 2010；**75**：49-56.
6）Walterfang M, *et al*：Size and shape of the corpus callosum in adult Niemann-Pick type C reflects state and trait illness variables. *Am J Neuroradiol* 2011；**32**：1340-1346.
7）Walterfang M, *et al*：Pontine-to-midbrain ratio indexes ocular-motor function and illness stage in adult Niemann-Pick disease type C. *Eur J Neurol* 2012；**19**：462-467.
8）Tedeschi G, *et al*：Proton magnetic resonance spectroscopic imaging in the clinical evaluation of patients with Niemann-Pick type C disease. *J Neurol Neurosurg Psychiatry* 1998；**65**：72-79.
9）Lee R, *et al*：Corpus callosum diffusion tensor imaging and volume measures are associated with disease severity in pediatric Niemann-Pick disease type C1. *Pediatr Neurol* 2014；**51**：669-674.
10）Héron B, *et al*：Miglustat therapy in the French cohort of paediatric patients with Niemann-Pick disease type C. *Orphanet J Rare Dis* 2012；**7**：36.
11）Masingue M, *et al*：Evolution of structural neuroimaging biomarkers in a series of adult patients with Niemann-Pick type C under treatment. *Orphanet J Rare Dis* 2017；**12**：22.
12）Guo RM, *et al*：In Vivo Assessment of Neurodegeneration in Type C Niemann-Pick Disease by IDEAL-IQ. *Korean J Radiol* 2018；**19**：93-100.

CQ 5　NPC の診断においてフィリピン染色は有用か？

要約

● 培養皮膚線維芽細胞を用いたフィリピン染色は NPC の診断に有用である．

● 現在は血清や尿を用いたバイオマーカー診断と，それに引き続いて行われる*NPC1/ NPC2*遺伝子の遺伝子解析で診断確定が得られない場合に実施される．

[解　説]

　ニーマンピック病 C 型（Niemann-Pick disease type C：NPC）では，NPC1 あるいは NPC2 蛋白の異常によって，ライソゾーム内に遊離コレステロールの蓄積が生じる（本書「Ⅰ　NPC の概要」の病態の項を参照）．遊離コレステロールの蓄積は肝臓や脾臓などの細網内皮系細胞に顕著にみられ，骨髄や肝臓，脾臓に泡沫細胞として見出される．そこで，NPC の生化学的診断として，培養皮膚線維芽細胞に蓄積した遊離コレステロールを蛍光プローブを用いて検出するフィリピン染色が NPC の診断法として用いられてきた（図 1）．

　フィリピン（filipin）はポリエン系抗生物質の一種で強い蛍光を有し，遊離コレステロールに特異的に結合する[1]ことから，細胞内の遊離コレステロールの組織化学染色に広く使用されている．80 ～ 85％ の NPC 患者では遊離コレステロールが核周囲に顆粒状に濃染され（classical type），疾患特異性が高いが[2]，いくつかの疾患［I-cell 病，ニーマンピック病 A/B 型，MEGDEL 症候群，スミス・レムリ・オピッツ症候群（Smith-Lemli-Opitz syndrome），タンジール病（Tangier disease）等］でも類似した所見を呈することが報告[3,4]されており，病歴と合わせて検討することが重要である．残りの 15％ 程度の NPC 型患者では染まりが classical type に比して弱く不均一で"variant type"と呼ばれる[5]．

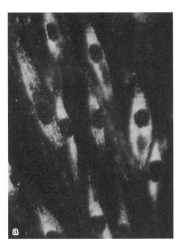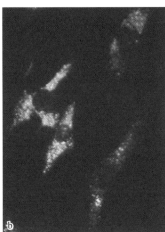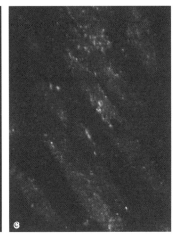

図1　培養皮膚線維芽細胞のフィリピン染色

培養皮膚線維芽細胞のフィリピン染色により，遊離コレステロールの蓄積が認められる．NPC の classical type（a）ではすべての細胞でフィリピンが濃染しているのに対し，NPC の variant type（b）では細胞毎に染色性が不均一である．正常細胞株（c）では核周囲にわずかに染色を認めるのみである．

　培養皮膚線維芽細胞のフィリピン染色は NPC 診断のゴールドスタンダードとして長らく用いられてきたが，侵襲性が増すことや検査の煩雑さに加えて，近年ではバイオマーカーによるスクリーニング法（CQ 7 参照）が進歩し，ファーストライン検査として用いられるようになったことから，フィリピン染色が行われる場面は限定的になっている．具体的には，バイオマーカー検査で NPC が疑われる場合，*NPC1* 遺伝子および *NPC2* 遺伝子の遺伝子検査が実施され，既知の病的バリアントが 2 つ同定されれば NPC の確定診断となるが，2 つとも新規変異の場合や片アレルが新規変異や意義不明のバリアント（variant of unknown significance: VUS）の場合，培養皮膚線維芽細胞を用いたフィリピン染色を行い，遊離コレステロールの蓄積を証明することが確定診断に必要である．また，骨髄の泡沫細胞のフィリピン染色は診断に有用である[6]が，骨髄由来の線維芽細胞様間質細胞では遊離コレステロールの蓄積がみられないことがあるため，注意を要する．

文　献

1) Bornig H, *et al*：Staining of cholesterol with the fluorescent antibiotic "filipin". *Acta Histochemica* 1974；**50**：110-115.

2) Vanier MT, *et al*：Diagnostic tests for Niemann-Pick disease type C（NP-C）：A critical review. *Mol Genet Metab* 2016；**118**：244-254.

3) Geberhiwot T, *et al*：Consensus clinical management guidelines for Niemann-Pick disease type C. *Orphanet J Rare Dis* 2018；**13**：50.

4) Sitarska D, *et al*：Laboratory diagnosis of the Niemann-Pick type C disease：an inherited neurodegenerative disorder of cholesterol metabolism. *Metab Brain Dis* 2019；**34**：1253-1260.

5) Vanier MT, *et al*：Type C Niemann-Pick disease：spectrum of phenotypic variation in disruption of intracellular LDL-derived cholesterol processing. *Biochim Biophys Acta* 1991；**1096**：328-337.

6) Tohyama J, *et al*：Type C Niemann-Pick disease. Detection and quantification of cholesterol-accumulating cells in bone marrow. *Brain Dev* 1993；**15**：316-317.

CQ 6 ▶ NPC の診断において遺伝子検査は必須か？

要約

NPC の遺伝子診断は，患者の確定診断，および保因者診断や遺伝カウンセリングのために必須である．

[解　説]

ニーマンピック病 C 型（Niemann-Pick disease type C：NPC）の診断には，培養皮膚線維芽細胞を用いたフィリピン染色やコレステロールのエステル化障害の検出などが用いられてきた．さらに近年では，質量分析装置で特定の脂質［*N*-Palmitoyl-*O*-phospho-choline-serine（PPCS，リゾスフィンゴミエリン -509）］を検出する診断方法も開発されてきている．一方，これらの診断方法は培養条件の設定が厳密であるなど，技術的に遺伝子検査よりも時間を要する場合がある．さらに，思春期以降に NPC を発症した患者ではこれらの方法では診断が難しいこともある．その点，遺伝子検査では，90% 以上で病原性バリアントがみつかり診断が可能である．また，保因者診断や遺伝カウンセリングに際しては遺伝子検査が必要となる．

NPC の原因遺伝子には *NPC1* 遺伝子と *NPC2* 遺伝子があり，患者の約 95% には *NPC1* 遺伝子変異が，残りの 5% には *NPC2* 遺伝子変異が同定されている[1]．世界中で *NPC1* 遺伝子変異は 500 種類以上が報告され，p.R518Q 変異は日本人乳幼児型に比較的多い変異とされている[2,3]．*NPC2* 遺伝子変異は約 30 種類が同定されているが，これまで日本人 NPC 患者の報告はない[4]．*NPC1* 遺伝子の遺伝子検査では，70 〜 80% のアレルに変異がみつかり，変異がみつからないケースでは，イントロン部位，プロモーター領域および非翻訳領域の変異が考えられる．また，未報告バリアントがみつかった場合，NPC1 蛋白質発現の低下，または培養細胞を用いた相補性試験などにより，機能欠損の確認が必要となる．

文　献

1）Vanier MT, *et al*：Diagnostic tests for Niemann-Pick disease type C（NP-C）：A critical review. *Mol Genet Metab* 2016；**118**：244-254.

2）Yamamoto T, *et al*：NPC1 gene mutations in Japanese patients with Niemann-Pick disease type C. *Hum Genet* 1999；**105**：10-16.

3）Millat G, *et al*：Niemann-Pick C1 disease：the I1061T substitution is a frequent mutant allele in patients of Western European descent and correlates with a classic juvenile phenotype. *Am J Hum Genet* 1999；**65**：1321-1329.

4）Millat G, *et al*：Niemann-Pick disease type C：spectrum of HE1 mutations and genotype/phenotype correlations in the NPC2 group. *Am J Hum Genet* 2001；**69**：1013-1021.

CQ 7 　NPC の診断においてバイオマーカーは有用か？

要約

- 血液中と尿中のバイオマーカーが複数報告されている.
- 現在わが国で主に使用されている血液中のバイオマーカーとして，オキシステロール，異常胆汁酸，SPC，PPCS がある.
- 尿中のバイオマーカーとして，抱合型異常胆汁酸が利用されている.
- バイオマーカーは NPC 診断スクリーニングに有用であるが，新生児胆汁鬱滞や他のライソゾーム病などでの偽陽性に注意が必要である.
- 複数のバイオマーカーを組み合わせて利用することで，スクリーニングの精度が向上すると考えられる.
- 診断スクリーニング陽性となった場合には，確定診断するために，他の検査を実施するのがよいと考えられる.

〔解　説〕

1　NPC におけるバイオマーカー

　ニーマンピック病 C 型(Niemann-Pick disease type C：NPC)では，コレステロール輸送に関わる NPC1 あるいは NPC2 蛋白をコードするの遺伝子の変異に伴って，様々な脂質代謝異常が起こる[1]. 細胞内遊離コレステロールのほかに，体液中にも多様な代謝物が高値に検出され，これらはバイオマーカーとして NPC の診断スクリーニングに有用である(**表 1**). 血液中に認められるものと，尿中に認められるものに分かれる. 偽陽性，偽陰性となる場合もある点に注意が必要であるが，複数のマーカーを組み合わせることで，スクリーニング精度を向上できる. 複数のマーカーで陽性となった場合に，別の検査法で確定診断するのがよいと考えられる[2].

2　血液中に検出されるバイオマーカー

　血液中に様々なバイオマーカーが報告されている. 検体としては，血漿，血清，乾燥ろ紙血(dried blood spot: DBS)が用いられる.

　a　オキシステロール

　オキシステロールは，蓄積したコレステロールの非酵素的酸化体である[3]. 5β-cholenstan-3β,5α,6β-triol と 7-ketocholesterol(7-KC)が測定対象となるが，わが国では 7-KC が測定されている[4]. 測定には，液体クロマトグラフィー/タンデム質量分析計(LC/MS/MS)が用いられる. ニーマンピック病 A/B 型[5]や，新生児胆汁鬱滞[6]，他のライソゾーム病[4]などでも高値を示す場合が多い.

　b　異常胆汁酸

　異常胆汁酸はオキシステロールの酵素的代謝体で，有用な血中バイオマーカーである. 3β,5α,6β-trihydroxycholanoic acid glycine conjugate[7]が一般的であるが，わが国では bile acid-408[4]が測定されている. オキシステロールと同様に，ニーマンピック病 A/B 型や他のライソゾーム病で一部高値例が認められる.

表1　現在わが国で利用されている NPC バイオマーカー

分類	化合物名	測定法	検体	カットオフ濃度	文献
オキシステロール	7-ketocholesterol（7-KC）	LC/MS/MS	DBS	50 ng/mL	4)
異常胆汁酸	bile acid-408	LC/MS/MS	DBS	2.4 ng/punch	4)
リゾスフィンゴ脂質	sphingosylphosphorylcholine（SPC）	LC/MS/MS	血清	10 ng/mL	4)
N-アシル型脂質	N-palmitoyl-O-phosphocholine-serine（PPCS）	LC/MS/MS	血清・血漿	900 ng/mL	12, 13)
多重抱合型異常胆汁酸	3β-sulfooxy-7β-GlcNAc-5-cholenoic acid（SNAG-Δ^5-CA）	LC/MS/MS	尿	90 ng/mL・Cr	14)
硫酸抱合型異常胆汁酸	3β-sulfooxy-7β-hydroxy-5-cholenoic acid（S7B-Δ^5-CA）	LC/MS/MS	尿	140 ng/mg・Cr	16)

DBS：乾燥ろ紙血，LC/MS/MS：液体クロマトグラフィー/タンデム質量分析計.

c　リゾスフィンゴ脂質

スフィンゴ脂質の脱アシル体である sphingosylphosphorylcholine（SPC）ならびに glucosylsphingosine（GlcSph）も NPC バイオマーカーとして知られる[8]．しかし，これらのマーカーは健常人との濃度差が大きくなく，ニーマンピック病 A/B 型患者[9]やゴーシェ病[10]などの他疾患でも上昇するなど，NPC バイオマーカーとして単体での利用は難しい．

d　N-palmitoyl-O-phosphocholine-serine（PPCS），リゾスフィンゴミエリン-509

NPC 患者の血液中から，LC/MS/MS で m/z 509 に高強度に検出されるバイオマーカーがリゾスフィンゴミエリン-509 として報告されていた[11]．2019 年に分子構造が N-palmitoyl-O-phosphocholine-serine（PPCS）と解明され，それに基づいてカットオフ値も明らかになった[12]．他のマーカーに比べて健常人との濃度差が非常に大きく，感度・特異度も 100%と最も優れた診断性能をもつ[12]．ニーマンピック病 A/B 型でも高値となるが，SPC を同時分析し，それらの比（PPCS/SPC）を算出することで，NPC とニーマンピック病 A/B 型を鑑別できる[13]．

3　尿中に検出されるバイオマーカー

尿中 NPC バイオマーカーとして利用されているのは，抱合型異常胆汁酸のみである．複数の分子が存在するが，いずれも高い診断性能を示す．尿は非侵襲的に採取可能な点で血液に比べて優位であるが，尿の濃縮による結果の解釈には注意が必要である．そのため，多くは尿中クレアチニン（Cr）値で補正した値を用いるが，新生児の尿は Cr 値が極低値を示すことも多く，非補正値を用いることも多い[14]．

a　多重抱合型異常胆汁酸（SNAG-Δ^5-CAs）

N-アセチルグルコサミン（GlcNAc），硫酸で抱合された異常胆汁酸[3β-sulfooxy-7β-GlcNAc-5-cholenoic acid（SNAG-Δ^5-CA）およびそのグリシン，タウリン抱合体]が，NPC 患者尿で高値に検出される[14,15]．ただし，一部の患者で偽陰性になるため，以下

で述べる硫酸抱合型異常胆汁酸のほうがより高精度なマーカーである．オキシステロールなどと同様に，新生児胆汁鬱滞によって，偽陽性と認められることがある点にも注意が必要である．

b　硫酸抱合型異常胆汁酸

GlcNAc で抱合されていない硫酸抱合型代謝物，特に 3β-sulfooxy-7β-hydroxy-5-cholenoic acid（S7B-Δ^5-CA）は感度・特異度 100% の診断性能を有することから，有用な尿中 NPC バイオマーカーとして，わが国ではよく利用されている[16]．

4　バイオマーカー検査の使い分けと流れ

現在，バイオマーカー測定は，東北大学病院薬剤部（尿：抱合型異常胆汁酸類一式，血液：PPCS，SPC）と脳神経疾患研究所先端医療研究センター（血液：7-KC，bile acid-408，SPC）で行っており，窓口は CReARID（http://www.crearid.or.jp/npc/）が担当している．採取した検体は冷凍保存し，各検査機関へ送付する．

文　献

1）Vanier MT：Niemann-Pick disease type C. *Orphanet J Rare Dis* 2010；**5**：16.

2）Geberhiwot T, *et al*：Consensus clinical management guidelines for Niemann-Pick disease type C. *Orphanet J Rare Dis* 2018；**13**：50.

3）Porter FD, *et al*：Cholesterol oxidation products are sensitive and specific blood-based biomarkers for Niemann-Pick C1 disease. *Sci Transl Med* 2010；**2**：56-81.

4）Wu C, *et al*：A combination of 7-ketocholesterol, lysosphingomyelin and bile acid-408 to diagnose Niemann-Pick disease type C using LC-MS/MS. *PLoS One* 2020；**15**：e0238624.

5）Klinke G, *et al*：LC-MS/MS based assay and reference intervals in children and adolescents for oxysterols elevated in Niemann-Pick diseases. *Clin Biochem* 2015；**48**：596-602.

6）Polo G, *et al*：High level of oxysterols in neonatal cholestasis：A pitfall in analysis of biochemical markers for Niemann-Pick type C disease. *Clin Chem Lab Med* 2016；**54**：1221-1229.

7）Mazzacuva F, *et al*：Identification of novel bile acids as biomarkers for the early diagnosis of Niemann-Pick C disease. *FEBS Lett* 2016；**590**：1651-1662.

8）Welford RWD, *et al*：Plasma lysosphingomyelin demonstrates great potential as a diagnostic biomarker for Niemann-Pick disease type C in a retrospective study. *PLoS One* 20014；**9**：e114669.

9）Chuang WL, *et al*：Lyso-sphingomyelin is elevated in dried blood spots of Niemann-Pick B patients. *Mol Genet Metab* 2014；**111**：209-211.

10）Menkovic I, *et al*：Identification of a Reliable Biomarker Profile for the Diagnosis of Gaucher Disease Type 1 Patients Using a Mass Spectrometry-Based Metabolomic Approach. *Int J Mol Sci* 2020；**21**：7869.

11）Giese A.-K, *et al*：A novel, highly sensitive and specific biomarker for Niemann-Pick type C1 disease. *Orphanet J Rare Dis* 2015；**10**：78.

12）Maekawa M, *et al*：Structural Determination of Lysosphingomyelin-509 and Discovery of Novel Class Lipids from Patients with Niemann–Pick Disease Type C. *Int J Mol Sci* 2019；**20**：5018.

13）Iwahori A, *et al*：Development of a Diagnostic Screening Strategy for Niemann-Pick Diseases Based on Simultaneous Liquid Chromatography-Tandem Mass Spectrometry Analyses of *N*-Palmitoyl-*O*-phosphocholine-serine and Sphingosylphosphorylcholine. *Biol Pharm Bull* 2020；**43**：1398-1406.

14）Maekawa M, *et al*：Diagnostic performance evaluation of sulfate-conjugated cholesterol metabolites as urinary biomarkers of Niemann–Pick disease type C. *Clin Chim Acta* 2019；**494**：58-63.

15）Maekawa M, *et al*：LC/ESI-MS/MS analysis of urinary 3β-sulfooxy-7β-*N*-acetylglucosaminyl-5-cholen-24-oic acid and its amides：New biomarkers for the detection of Niemann-Pick type C disease. *Steroids* 2013；**78**：967-972.

16）Maekawa M, *et al*：Investigation of diagnostic performance of five urinary cholesterol metabolites for Niemann-Pick disease type C. *J Lipid Res* 2019；**60**：2074-2081.

CQ 8　NPC の診断はどのような流れで行うか？

要約
- 臨床症状から NPC を疑った場合，血漿(尿)バイオマーカーでスクリーニングする．
- 血漿(尿)バイオマーカーが陽性であれば，確定診断として *NPC1* 遺伝子あるいは *NPC2* 遺伝子の遺伝子検査で病的バリアントを確認する．
- 血漿(尿)バイオマーカーが陰性であっても，臨床症状が典型的な場合は遺伝子検査を行う．
- *NPC1* 遺伝子あるいは *NPC2* 遺伝子の遺伝子検査では両アレルの病的バリアントを確認する．
- 遺伝子検査で確定診断できなければ，MLPA 法/cDNA シークエンス/エクソーム解析等のより詳細な遺伝子検査や，患者培養皮膚線維芽細胞を用いたフィリピン染色を必要とする場合もある．

[解　説]

　ニーマンピック病 C 型(Niemann-Pick disease type C：NPC)の原因となる NPC1 蛋白あるいは NPC2 蛋白の機能喪失を示す検査法がないため，本疾患の病態によって生じる二次的変化を検出して，陽性であれば *NCP1* 遺伝子あるいは *NPC2* 遺伝子の病的バリアントを確認して診断する(CQ 6 参照)．二次的変化を検出する方法として，患者の培養皮膚線維芽細胞を用いて本疾患の主な病態である細胞内の遊離コレステロールの蓄積を示すフィリピン染色があり，これまで診断の中心となっていた[1](CQ 5 参照)．近年，バイオマーカーが登場して，病態に基づいて二次的に増加する血液中や尿中の代謝物(オキシステロール，リゾスフィンゴ脂質，bile acid-408)を測定してスクリーニングに用いる[2-8](CQ 7 参照)．現在，臨床症状から NPC を疑った場合には血液中(尿中)バイオマーカーがファーストラインの検査となる．

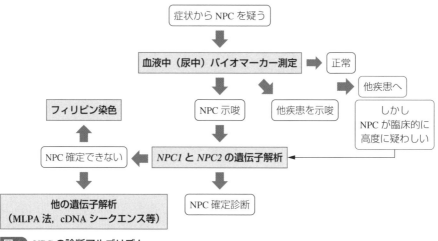

図1 NPC の診断アルゴリズム

MLPA：multiplex ligation-dependent probe amplification.
(Geberhiwot T, et al：*Orphanet J Rare Dis* 2018；**13**：50)

　遺伝子診断では，*NPC1* 遺伝子あるいは *NPC2* 遺伝子のいずれか一方において，両アレルの病的バリアントを確認することで確定診断となる[9,10]（両親の保因者診断の確認も必要）．しかし，実際は病的バリアントが同定されない，あるいは片アレルのみで，もう一方の病的バリアントが同定できないなどの例外もあり，その場合は MLPA（multiplex ligation-dependent probe amplification）法，cDNA シークエンス，エクソーム解析など，より詳細な遺伝子検査を施行することもある．また，臨床症状から NPC の疑いが強く，遺伝子検査で確定できない場合は，患者培養皮膚線維芽細胞を用いたフィリピン染色を行って，その判定で診断を行うこともある．現状の診断アルゴリズムを示す（**図 1**）[10]．

文　献

1) Vanier MT, *et al*：Laboratory diagnosis of Niemann-Pick disease type C：the filipin staining test. *Methods Cell Biol* 2015；**126**：357-375.
2) Porter FD, *et al*：Cholesterol oxidation products are sensitive and specific blood-based biomarkers for Niemann-Pick C1 disease. *Sci Transl Med* 2010；**2**：56-81.
3) Jiang X, *et al*：A sensitive and specific LC-MS/MS method for rapid diagnosis of Niemann-Pick C1 disease from human plasma. *J Lipid Res* 2011；**52**：1435-1445.
4) Welford RW, *et al*：Plasma lysosphingomyelin demonstrates great potential as a diagnostic biomarker for Niemann-Pick disease type C in a retrospective study. *PLoS One* 2014；**9**：e114669.
5) Voorink-Moret M, *et al*：Rapid screening for lipid storage disorders using biochemical markers. Expert center data and review of the literature. *Mol Genet Metab* 2018；**123**：76-84.
6) Jiang X, *et al*：Development of a bile acid-based newborn screen for Niemann-Pick disease type C. *Sci Transl Med* 2016；**8**：337-363.
7) Mazzacuva F, *et al*：Identification of novel bile acids as biomarkers for the early diagnosis of Niemann-Pick C disease. *FEBS Lett* 2016；**590**：1651-1662.
8) Maekawa M, *et al*：Biomarker analysis of Niemann-Pick disease type C using chromatography and mass spectrometry. *J Pharm Biomed Anal* 2020；**191**：113622.
9) Vanier MT：Niemann-Pick disease type C. *Orphanet J rare Dis* 2010；**5**：16.
10) Geberhiwot T, *et al*：Consensus clinical management guidelines for Niemann-Pick disease type C. *Orphanet J Rare Dis* 2018；**13**：50.

NPC の治療

CQ 9　カタプレキシーに対して有効な治療はあるか？

要約

- カタプレキシーは NPC 全体の 1/4 に認められ，幼児後期型と若年型ではより高頻度であり，診断のきっかけにもなる．
- 対症療法として，抗うつ薬のクロミプラミン，イミプラミンが有効で，診断的治療にも使用できる．
- ミグルスタット治療でカタプレキシーが改善した症例の報告もある．

[解　説]

　ニーマンピック病 C 型（Niemann-Pick disease type C：NPC）の特徴的な症状の 1 つにカタプレキシー（情動脱力発作）がある．一般的には，過眠症であるナルコレプシー（narcolepsy）で認められる症状である．喜んだり，笑ったり，時には怒ったりなどの強い情動に伴って，両側の筋力が低下して，時には座りこんだりしてしまう（図 1）．小児では顔面の筋力が低下して，表情がなくなったり，下顎が下がったりすることもある．NPC では思春期発症が主なナルコレプシーよりも発症年齢が低いので，10 歳以下でカタプレキシーを認める場合は NPC も鑑別に入れることが望ましい．NPC 全体では 26%，幼児後期型（2 〜 6 歳未満）では 50%，若年型（6 〜 15 歳未満）では 38% に認められると報告されている[1]．

　ごく稀な症状であるため，てんかんの亜型と考えられて，抗てんかん薬が処方される場合もある．鑑別点としては，喜んだり，笑ったりの強い情動に伴って起こることと，発作中は発語ができなくても，意識が保たれていることである．数秒から数十秒で発作から普通の状態に回復する．加えて，後述する治療への反応性がよいこともあげられるので，診断的治療が可能である．また，家族に様子をビデオ撮影してもらい，専門医等に送ってもらえれば，診断もより確実になる．

　薬物療法としては，ナルコレプシーでの脱力発作と変わりはなく，三環系抗うつ薬のクロミプラミン（保険適用あり），イミプラミンの少量（1 mg/kg）が有効との報告がNPC でもなされている[2]．最近では選択的セロトニン・ノルアドレナリン再取り込み阻害薬（SNRI）のベンラファキシンがナルコレプシーで推奨されているので[3]，その選択肢もある．三環系抗うつ薬で便秘や口渇の副作用が目立つ場合の選択肢となる．内服は朝か夕に 1 回で効果が持続する．作用機序は，ノルアドレナリンの再取り込み阻

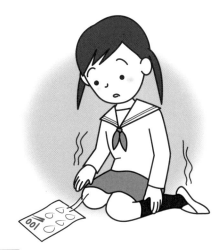

図1 テストで100点をとり，思わず脱力した様子

害作用で発作の抑制効果がもたらされると報告されている[4]．ナルコレプシーは覚醒を維持するオレキシン神経系の脱落によって起こる．NPCでも髄液中のオレキシン値が低下している場合にカタプレキシーが起こると報告されている[5]．低下していたオレキシン値がミグルスタット治療により正常値に回復し，カタプレキシーも消失した症例報告もある．

　稀にはカタプレキシーだけではなく，ナルコレプシーの過眠症状が併存する場合もあるが，中枢神経賦活薬による加療で対処できる．

文　献

1) Patterson MC, *et al*：Disease and patient characteristics in NP-C patients：findings from an international disease registry. *Orphanet J Rare Dis* 2013；**8**：12.
2) Nevsimalova S, *et al*：Cataplexy and sleep disorders in Niemann-Pick type C disease. *Curr Neurol Neurosci Rep* 2015；**15**：522.
3) Morgenthaler TI, *et al*：Practice parameters for the treatment of narcolepsy and other hypersomnias of central origin. *SLEEP* 2007；**30**：1705-1711.
4) Nishino S, *et al*：Pharmacological aspects of human and canine narcolepsy. *Prog Neurobiol* 1997；**52**：27-78.
5) Imanishi A, *et al*：Early detection of Niemann-pick disease type C with cataplexy and orexin levels：continuous observation with and without Miglustat. *Orphanet J Rare Dis* 2020；**15**：269.

CQ 10 ▶ ミグルスタットは周産期型や乳幼児早期型の胆汁鬱滞や肺障害を改善するか？

要約
- ミグルスタットの周産期の肺症状や胆汁鬱滞に対する改善効果の有無に関するデータは少数の症例報告に留まっており，そのなかでも改善を得た例はわずかである．
- 他に治療効果が得られる介入方法がないこと，特記すべき重大な副作用がないことを踏まえると，効果は不明であるが投与を考慮することに支障はないと思われる．

[解　説]

　これまでミグルスタットは主に神経症状の進行抑制の目的で使用されている．周産期の肺症状や胆汁鬱滞の発症段階には基本的に神経症状はなく，またこれらの改善の有無に関する論文は稀有であり，十分なエビデンスはない．以下，症例報告があったものについて引用する．

　唯一，Usui らの周産期型 (2 か月未満) 症例における検討で改善が報告されている[1]．この症例では日齢 2 より黄疸，日齢 6 より低酸素血症があり，酸素投与を開始された．生後 2 か月時にも胆汁鬱滞性肝障害が残存し，胸部 CT では間質性肺炎がみられ，生後 3 か月時も酸素投与を必要としていた．生後 4 か月よりミグルスタットを開始したところ，開始後 1 か月で高ビリルビン血症の消失を認め，胸部 CT 所見と血清 KL-6 値も徐々に軽快 (開始 2 か月で 1,767 U/mL，開始 6 か月で 338 U/mL) し，酸素投与量も漸減できた．

　また，急激な肝不全の進行に対し肝移植を要した周産期型症例においてミグルスタット投与が試みられている．Yamada らは，新生児期および乳児期に肝移植を実施した 3 例の周産期型症例を報告している[2]．1 例は出生時より腹水，肝脾腫，肝不全，呼吸不全を呈し，生後 4 か月にミグルスタットを開始された．しかしその後も誤嚥性肺炎と呼吸不全，肝不全は続き，生後 6 か月で肝移植が行われた．ほかの 2 例では肝不全に対し日齢 19，59 に肝移植が行われ，ミグルスタットはその後に開始された．しかし反復する誤嚥性肺炎や神経症状は抑止困難で，1 例では移植後の肝障害，移植片への泡沫細胞浸潤が確認されている．Kumagai らも，急速に胆汁鬱滞性の肝不全が進行し日齢 19 で肝移植を実施した症例において移植後にミグルスタットを開始したが，神経症状は進行している[3]．

　2018 年に Geberhiwot が出した海外のガイドラインでは，長期的な神経学的予後を改善するためには，すべての NPC 症例に対してミグルスタットの投与を考慮すべきである (推奨度 2，エビデンスレベル C)[4] と述べている一方，肝脾腫のみの症例，神経症状の進行例・認知障害例，予後 1 年以内の重症例で開始すべきではなく，神経症状のない例は定期的な評価を行いながら神経症状出現の際に速やかに開始するべきとしている．ただし，同ガイドラインにおいて周産期型へのミグルスタット投与の是非については記載がない．

　ほかに治療効果が得られる介入方法がないこと，新生児においても特記すべき副作

用がなく使用が可能である[2]ことを勘案すると，効果は不明であるが投与を考慮することに支障はないと考える．

文　献

1）Usui M, *et al*：Miglustat therapy in a case of early-infantile Niemann-Pick type C. *Brain Dev* 2017：**39**：886-890.
2）Yamada N, *et al*：Pediatric liver transplantation for neonatal-onset Niemann-Pick disease type C：Japanese multicenter experience. *Pediatr Transplant* 2019：**23**：e13462.
3）Kumagai T, *et al*：A case of Niemann-Pick disease type C with neonatal liver failure initially diagnosed as neonatal hemochromatosis. *Brain Dev* 2019：**41**：460-464.
4）Geberhiwot T, *et al*：Consensus clinical management guidelines for Niemann-Pick disease type C. *Orphanet J Rare Dis* 2018：**13**：50.

CQ 11　ミグルスタットは生命予後，QOL を改善するか？

推奨

ミグルスタットは NPC の生命予後を改善する.

[推奨度 1, エビデンスレベル C]

[背景・目的]

　治療薬の開発が進み，短期的な症状の改善や長期生存が得られるようになったことに伴い，稀少疾患にあっても治療介入による予後や生活の質(quality of life: QOL)の改善などの長期的な治療効果をより一層重要視するようになっている.

　そこで本 CQ では，ニーマンピック病 C 型(Niemann-Pick disease type C：NPC)の生命予後に対するミグルスタットの治療効果を検証する.

[解説・エビデンス要約]

　ミグルスタットによる生命予後の改善効果に関するエビデンスとしては，2 件のコホート研究[1,2]が報告されている.

　Patterson ら[1]は NPC レジストリ(企業後援，日本人データは含まれない)と 5 か国(ブラジル，チェコ，フランス，英国，米国)のコホート研究のデータを解析している. 789 名の患者について，神経症状の発症年齢が明確な患者群(neurological onset group, $n = 669$)を primary outcome pool として抽出し，さらに secondary outcome pool として神経症状の発症年齢に加えて，診断時年齢が明確な患者群(diagnosis group, $n = 590$)を設定し，それぞれの研究期間における生存率を検討した. その結果，ミグルスタット治療群は両群ともに有意な生存時間の延長を認めた(neurological onset group のハザード比 0.51, diagnosis group のハザード比 0.44, ともに $P < 0.01$). neurological onset group における生存時間の中央値は未治療群に対してミグルスタット治療群で約 10 年の延長が，diagnosis group においては約 5 年の延長が認められた. さらに両群でサブグループ解析を行うと，幼児後期型(2 ～ 6 歳未満)は neurological onset group, diagnosis group ともに有意な生存率の改善が得られた(neurological onset group のハザード比 0.364, diagnosis group のハザード比 0.318, ともに $P < 0.05$). また，若年型(6 ～ 15 歳未満)では，diagnosis group のみで，生存率の有意な改善が得られた(ハザード比 0.30, $P < 0.05$). 一方で，乳幼児早期型(2 か月～ 2 歳未満)と思春期/成人型(15 歳以上)に関しては，ともに無治療群に比してハザード比は低下したものの，統計学的な有意差は得られなかった. なお，本研究において，ミグルスタットの投与期間ならびに診断から治療開始までの期間についての記載はない.

　また，Nadjar ら[2]は，フランスの若年型(6 ～ 15 歳未満)と思春期/成人型の NPC 患者 47 名を対象に，ミグルスタット治療を 2 年以上行った群($n = 26$)と 2 年未満の使用もしくは無投薬群($n = 17$, 2 年未満で治療を中断した 4 例は解析から除外)で診断から死亡までの生存率を比較した. ミグルスタット治療群において，診断からミグルスタット治療開始までの期間は平均 11 年(1 ～ 48 年)で，平均投与期間は 3.4 年(0 ～ 9.8

年)であり，生存時間の中央値は2年未満の投与もしくは無投薬群で6年，2年以上投与群で10年と有意に生存期間の延長を認めた(ハザード比0.2，$P = 0.029$).

　いずれの報告においても，生存期間の延長に関連する要因についてのデータはなかったが，嚥下障害の改善との関連を検討したシステマティックレビューが1件認められた[3]．嚥下障害はNPC患者の55%に認められるとされ，神経変性疾患のなかでは進行性核上性麻痺(progressive supranuclear palsy: PSP)に次いで2番目の有病率である．NPCにおける嚥下障害と死亡率の関係を検討した報告は認められなかったが，神経筋疾患において嚥下障害は誤嚥性肺炎のリスクを有意に増加(オッズ比18.65，$P < 0.00001$)させ，そして誤嚥性肺炎は死亡のリスクを有意に増加(オッズ比3.23，$P < 0.00001$)させることが示されている．ミグルスタットによる嚥下障害の改善・進行抑制(安定化)は複数の治験で報告されている(CQ 12参照)ことから，ミグルスタットによる嚥下障害の改善は生命予後の改善に寄与していることが示唆される．

　ミグルスタットによるQOLの改善効果に関して，今回実施したシステマティックレビューではQOLを直接的に評価する指標を用いた研究は認められず，エビデンスとしてはなかった．しかしながら，様々な神経症状の改善(歩行障害，構音障害，操作性・微細運動，嚥下障害)(CQ 12参照)が報告されている[1,2,4-12]．また，5歳で神経症状を発症した小児例で子どもの行動チェックリスト(child behavior checklist: CBCL)を実施した症例報告[13]では，ミグルスタット治療前は全内向尺度が臨床域であったが，治療10か月後には抑うつや注意の問題などの内向尺度全項目において正常域に改善したという報告もあり，ミグルスタットによる神経症状の改善はQOL改善に寄与するものと推測される．

　なお，害のアウトカムとして有害事象については，成人，小児ともに下痢や腹部膨満・鼓腸，体重減少，食欲減退や腹痛が高率に認められ，成人においては失調も報告されている[10,14]．多くは軽度から中等度であったが，ミグルスタットに関連する重篤な有害事象として，Ginocchioら[7]は著明な無力症・筋緊張低下(頸定不能に至る)，振戦，腹部膨満を呈した小児例(乳幼児早期型，4歳)を報告しており，漸減中止することで症状が改善したが，ミグルスタット治療の再開によって症状の再出現を生じ，減量投与を余儀なくされている．Herónら[9]も同様の無力症・筋緊張低下をきたし，1年間の治療ののちに中止に至った小児を2例報告しており，注意を要する．成人においても，重度の体重減少や肝機能障害，精神症状によって中止に至った例が報告されている[2]．

[推奨を臨床に用いる際の注意点および関連する他の診療ガイドラインの記載]

　NPCのエキスパートコンセンサスによるガイドライン[15]では，NPCと確定診断されたすべての患者はミグルスタットの投与を検討すべき(推奨度2，エビデンスレベルC)とする一方で，発症前や肝脾腫のみで神経症状を未発症の患者に対しては投与すべきではなく，慎重に神経症状をモニタリングする(推奨度2，エビデンスC)こととしている．また，神経症状や認知障害が進行した症例，重篤な全身疾患のため，生命予後が1年に満たないことが想定されるような症例に対しても開始すべきではない

(推奨度 2, エビデンスレベル C)としている. わが国においては, 副作用とメリットを考慮し, 症例毎に適応を考える.

[治療のモニタリングと評価]

ミグルスタット開始後は, 消化器症状や神経症状, 血液検査, 電気生理学的検査などを用いて有害事象の有無をモニタリングする. 有効性に関しては, NPC 神経障害スケール[16, 17]や臨床重症度評価[15]を用いて評価する.

[今後の研究の可能性]

ミグルスタットは 2009 年に欧州で, 2010 年にカナダで, そして 2012 年に日本で承認された. ミグルスタットによる生命予後の改善効果に関するエビデンスとして取り上げた 2 件のコホート研究は, 1990 年代から 2016 年までに集積されたデータを解析しており, 診断から治療開始までの時間が長かった症例も含まれている. したがって, 今後は診断から治療までのタイムラグが短縮した症例の情報集積がなされることで, さらに信頼に足る生存曲線が作成される可能性がある. 思春期/成人型に関しては, 神経症状が軽微であるため診断に時間を要し, 結果として治療開始までのタイムラグが乳幼児後期型や若年型に比して延長している(思春期/成人型 8.20 年に対して, 幼児後期型 3.18 年, 若年型 6.49 年). その結果, 観察期間での治療期間も短縮(思春期/成人型 2.89 年に対して, 幼児後期型 4.02 年, 若年型 4.10 年)しているため[1], 成人型の生命予後のさらなる改善のためには, 早期診断・ハイリスクスクリーニングが望まれる. 乳幼児早期型に関しては, 神経症状の進行が他の臨床病型と比較して急速であるため, さらなる治療法の開発が望まれる.

[パネル会議・議決結果]

アウトカム全体に関するエビデンスの質として, RCT は 1 編あるものの, 生命予後についての言及はなく, 本アウトカムに対するエビデンスはコホート研究が主体であり, 加えて患者背景やミグルスタット以外の支持的治療などに多様性があることから, バイアスリスクは全体的に高いと判断し, 1 段階グレードダウンした. 結果の非直接性および非一貫性に関しては, 集団および介入は共通しており, 結果に一貫性もあり, 信頼性は高いと考えた. これらの結果より, 全体的なエビデンスの確実性は「C(弱い)」と評価された.

利益と害のバランスについて, ミグルスタットによる重篤な有害事象の報告は多くなく, 本 CQ において推奨度に影響は及ぼさないと判断した.

患者の価値観や好みに関しては, 患者個人毎に多様であるため, 治療法の選択は患者毎に異なることに留意する必要がある.

正味の利益とコストや資源のバランスに関して検討された報告は得られなかった. ミグルスタットは患者の生命予後延長に寄与し, QOL の改善にも有用であることが示唆されるが, 今後は費用効果比の検討が必要になっていくと思われる. しかしながら, 難治性疾患に対する効果とこれらを勘案し, 中等度のコストと判断した.

推奨のグレーディングに関して，ミグルスタット治療により生存率が改善するか，報告による差もあり，エビデンスは極めて限られたものではあるが，唯一の治療薬であり，ミグルスタットの副作用が対応可能であること，そして QOL の改善に寄与することが期待されることから，本 CQ に関してミグルスタットは強い推奨（推奨度 1）とすることをパネル会議で全会一致した．

可（10），不可（0），要修正（0）．

文　献

1) Patterson MC, *et al*：Long-term survival outcomes of patients with Niemann-Pick disease type C receiving miglustat treatment：A large retrospective observational study. *J Inherit Metab Dis* 2020；**43**：1060-1069.

2) Nadjar Y, *et al*：Adult Niemann-Pick disease type C in France：clinical phenotypes and long-term miglustat treatment effect. *Orphanet J Rare Dis* 2018；**13**：175.

3) Walterfang M, *et al*：Dysphagia as a risk factor for mortality in Niemann-Pick disease type C：systematic literature review and evidence from studies with miglustat. *Orphanet J Rare Dis* 2012；**7**：76.

4) Pineda M, *et al*：Disease characteristics, prognosis and miglustat treatment effects on disease progression in patients with Niemann-Pick disease Type C：an international, multicenter, retrospective chart review. *Orphanet J Rare Dis* 2019；**14**：32.

5) Patterson MC, *et al*：Stable or improved neurological manifestations during miglustat therapy in patients from the international disease registry for Niemann-Pick disease type C：an observational cohort study. *Orphanet J Rare Dis* 2015；**10**：65.

6) Fecarotta S, *et al*：Long term follow-up to evaluate the efficacy of miglustat treatment in Italian patients with Niemann-Pick disease type C. *Orphanet J Rare Dis* 2015；**10**：22.

7) Ginocchio VM, *et al*：Efficacy of miglustat in Niemann-Pick C disease：a single centre experience. *Mol Genet Metab* 2013；**110**：329-335.

8) Karimzadeh P, *et al*：Effects of miglustat on stabilization of neurological disorder in niemann-pick disease type C：Iranian pediatric case series. *J Child Neurol* 2013；**28**：1599-1606.

9) Heron B, *et al*：Miglustat therapy in the French cohort of paediatric patients with Niemann-Pick disease type C. *Orphanet J Rare Dis* 2012；**7**：36.

10) Wraith JE, *et al*：Miglustat in adult and juvenile patients with Niemann-Pick disease type C：long-term data from a clinical trial. *Mol Genet Metab* 2010；**99**：351-357.

11) Patterson MC, *et al*：Long-term miglustat therapy in children with Niemann-Pick disease type C. *J Child Neurol* 2010；**25**：300-305.

12) Pineda M, *et al*：Miglustat in patients with Niemann-Pick disease Type C（NP-C）：a multicenter observational retrospective cohort study. *Mol Genet Metab* 2009；**98**：243-249.

13) Santos ML, *et al*：Treatment of a child diagnosed with Niemann-Pick disease type C with miglustat：a case report in Brazil. *J Inherit Metab Dis* 2008；**31**（suppl 2）：357-361.

14) Patterson MC, *et al*：Miglustat for treatment of Niemann-Pick C disease：a randomised controlled study. *Lancet Neurol* 2007；**6**：765-772.

15) Geberhiwot T, *et al*：Consensus clinical management guidelines for Niemann-Pick disease type C. *Orphanet J Rare Dis* 2018；**13**：50.

16) Pineda M, *et al*：Clinical experience with miglustat therapy in pediatric patients with Niemann-Pick disease type C：a case series. *Mol Genet Metab* 2010；**99**：358-366.

17) Cortina-Borja M, *et al*：Annual severity increment score as a tool for stratifying patients with Niemann-Pick disease type C and for recruitment to clinical trials. *Orphanet J Rare Dis* 2018；**13**：143.

資料一覧

CQ 12　ミグルスタットは神経症状を改善するか？

推奨

　ミグルスタットは，歩行障害，構音障害，操作性・微細運動，嚥下障害で構成される disability score を安定化もしくは改善する．

[推奨度 1，エビデンスレベル C]

[背景・目的]

　ニーマンピック病 C 型（Niemann-Pick disease type C：NPC）における基質合成阻害薬であるミグルスタットは，2009 年に欧州で，2012 年にわが国で承認された．本 CQ では，NPC の神経症状に対するミグルスタットの有効性について検討した．

[解説・エビデンス要約]

　ミグルスタットの NPC の神経症状に対する有用性に関して，歩行障害，構音障害，操作性・微細運動，カタプレキシー（情動脱力発作），disability score の改善に注目して評価した．なお，代表的な disability score は**表 1** に示す通りである[1]．

　ランダム化比較試験（randomized controlled trial: RCT）1 編と観察研究 13 編の検討を行った．RCT の 1 編に関しては，Patterson ら[2]の無作為割り付けのミグルスタット投与（ミグルスタット投与群：通常の診療群＝ 2：1）による 12 か月間の観察期間後の延長試験であった[3]．延長試験では，全例にミグルスタットを投与しており，実際は RCT 後の観察研究に該当した．14 編の臨床病型別の治療効果の評価の内訳は，周産期型（2 か月未満），乳幼児早期型（2 か月〜 2 歳未満），幼児後期型（2 〜 6 歳未満），若年型（6 〜 15 歳未満）が 5 編，思春期/成人型（15 歳以上）が 3 編，全臨床病型を含むものが 6 編であった．

　NPC レジストリの最終報告では，241 例がミグルスタット投与下に定期的に経過観察が可能であり，そのうち 172 例が 12 か月以上にわたり経過観察された．歩行障害，構音障害，操作性・微細運動，嚥下障害の 4 項目を評価し，70.5% の NPC 患者が disability score 4 項目中 3 項目以上で改善または不変を示していた．歩行障害，構音障害に関しては，230 例中 disability score が改善もしくは安定したのは各々 156 例（67.8%），170 例（73.9%）であった．操作性・微細運動に関しては，224 例中 disability score が改善もしくは安定したのは 155 例（69.2%）であった．年間の disability score の進行の平均値は 0.034 であった[4]．また，Patterson らの中間報告では，全臨床病型で 69% が改善もしくは安定と分類されており，思春期/成人型では他の臨床病型より disability score の進行は緩徐な傾向を認めた．その他の文献でも，ミグルスタット投与により disability score が改善または安定し，発症年齢が高い群ほど，スコアの改善，もしくは，安定した患者割合が高くなり，年間進行率の低下が報告されている[1,5-7]．

　無治療群や治療期間による disability score の進行率の比較では，無治療群よりも治療群での進行が緩徐で[8]，治療期間が長いほど，進行は緩徐であった[9,10]．Pineda らの報告では，思春期/成人型患者において，2 年以上治療群と 2 年未満治療もしくは無治

表 1 disability score

1. Ambulation	Score
Normal	1
Autonomous ataxic gait	2
Outdoor assisted ambulation	3
Indoor assisted ambulation	4
Wheelchair-bound	5

3. Language	Score
Normal	1
Mild dysarthria(understandable)	2
Severe dysarthria(only comprehensible to some members of the family)	3
Non-verbal communication	4
Absence of communication	5

2. Manipulation	Score
Normal	1
Slight dysmetria/dystonia(allows autonomous manipulation)	2
Mild dysmetria/dystonia(requires help for several tasks but is able to feed himself)	3
Severe dysmetria/dystonia(requires assistance in all activities)	4

4. Swallowing	Score
Normal	1
Occasional dysphagia	2
Daily dysphagia	3
Nasogastric tube or gastric button feeding	4

(Iturriaga C, *et al*: *J Neurol Sci* 2006; **249**: 1-6)

療群の disability score 変化率を比較し，回帰分析により治療期間と進行度に強い相関を認めた[11].

　その他の文献でも，ミグルスタットの神経症状の改善に関して同様の結果であったが，自然歴との比較が不十分で，観察期間も統一されていない[9, 10]．神経症状の出現前に診断された症例に対するミグルスタット投与の報告も症例報告であり，いずれも症状の出現が抑制されている.

　その他の神経症状に関しては，カタプレキシーに対するミグルスタットの効果は十分に検討されておらず，評価は困難である.

[推奨を臨床に用いる際の注意点]

　NPC による神経症状の程度は，臨床病型や進行度により異なる．それらを踏まえたうえで治療効果を判定し，治療を行うことが重要である.

[関連する他の診療ガイドラインの記載]

　CQ11 の[推奨を臨床に用いる際の注意点および関連する他の診療ガイドラインの記載]の項を参照.

[治療のモニタリングと評価]

　神経症状に対するミグルスタットの効果のモニタリングと評価は，定期的な頭部 MRI 所見の変化や disability score などで行う．眼球運動に関しては，施設により客観的な評価が困難な可能性がある.

[今後の研究の可能性]

　NPC の特徴の 1 つが神経症状の発症年齢により臨床経過が異なる点であり，治療

薬の評価に影響を与える可能性がある．また，症状の出現から NPC を疑って診断へと向かうが，発症から確定診断までの時間が長い場合もあり，特に思春期/成人型では診断が遅れる例の報告もされている．今後，診断のためのハイリスクスクリーニング法や，ミグルスタットや新たな治療法の開発が進むなど，NPC 患者のよりよい治療予後のための研究が必要である．

[パネル会議・議決結果]
可（11），不可（0），要修正（0）．

文　献

1）Iturriaga C, *et al*：Niemann-Pick C disease in Spain：clinical spectrum and development of a disability scale. *J Neurol Sci* 2006；**249**：1-6.

2）Patterson MC, *et al*：Miglustat for the treatment of therapy Niemann-Pick C disease：a randomized controlled study. *Lancet Neurol* 2007；**6**：765-772.

3）Wraith JE, *et al*：Miglustat in adult and juvenile patients with Niemann-Pick disease type C：long-term data from a clinical trial. *Mol Genet Metab* 2010；**99**：351-357.

4）Patterson MC, *et al*：Treatment outcomes following continuous miglustat therapy in patients with Niemann-Pick disease Type C：a final report of the NPC Registry. *Orphanet J Rare Dis* 2020；**15**：104.

5）Patterson MC, *et al*：NPC Registry investigators. Stable or improved neurological manifestations during miglustat therapy in patients from the international disease registry for Niemann-Pick disease type C：an observational cohort study. *Orphanet J Rare Dis* 2015；**10**：65.

6）Ginocchio VM, *et al*：Efficacy of miglustat in Niemann-Pick C disease：a single centre experience. *Mol Genet Metab* 2013；**110**：329-335.

7）Patterson MC, *et al*：Long-term miglustat therapy in children with Niemann-Pick disease type C. *J Child Neurol* 2010；**25**：300-305.

8）Bowman EA, *et al*：Longitudinal changes in cerebellar and subcortical volumes in adult-onset Niemann-Pick disease type C patients treated with miglustat. *J Neurol* 2015；**262**：2106-2114.

9）Pineda M, *et al*：Disease characteristics, prognosis and miglustat treatment effects on disease progression in patients with Niemann-Pick disease Type C：an international, multicenter, retrospective chart review. *Orphanet J Rare Dis* 2019；**14**：32.

10）Nadjar Y, *et al*：Adult Niemann-Pick disease type C in France：clinical phenotypes and long-term miglustat treatment effect. *Orphanet J Rare Dis* 2018；**13**：175.

11）Geberhiwot T, *et al*：Consensus clinical management guidelines for Niemann-Pick disease type C. *Orphanet J Rare Dis* 2018；**13**：50.

資料一覧

CQ 13　ミグルスタットは精神症状を改善するか？

推奨

ミグルスタットは，NPC 患者の精神症状の改善に有効である可能性がある.
[推奨度 2，エビデンスレベル D]

[背景・目的]

　ニーマンピック病 C 型(Niemann-Pick disease type C：NPC)では神経症状の一型として精神症状を呈する場合があり，症例によっては抗精神病薬が導入される.

　本 CQ では，ミグルスタットがその症状改善や薬物の減量中止に有用であるかどうかを検討した.

[解説・エビデンス要約]

　精神症状に関連する論文は症例報告 8 編が該当した[1-8]. そのほか，文献検索では該当しなかったがエキスパートが重要な内容を含むと判断し追加した 2 編[ランダム化比較試験(randomized controlled trial: RCT) 1 編[9]，症例集積研究 1 編[10](いずれも認知機能評価がメイン)]を含めた.

　①精神症状の改善，②抗精神病薬の減量・投与終了，③知的退行，認知障害の改善，④幻覚，妄想，うつの改善，⑤行動障害，注意欠如・多動性障害(attention-deficit/hyperactivity disorder: ADHD)の改善というアウトカムに沿って評価した. 症例報告が中心であるため，本 CQ に対してのエビデンスレベルは高くない.

1　知的退行，認知症の改善

　RCT 1 編，症例集積研究 1 編，症例報告 6 編があった.

　Patterson らによる RCT[9]では 12 歳以上を無作為に割り付け，ミグルスタット(600 mg/日，分 3)を 12 か月間投与した. 投与群(19 例)は非投与群(9 例)に比して平均 MMSE(mini-mental state examination. 30 点満点中 24 点以上で認知機能正常)のわずかな改善が得られた(投与群平均 22.8 点→ 24.01 点，非投与群平均 23.4 点→ 23.1 点). 1 年後の平均変化率は非投与群 Δ − 0.3 点(SD2.8)に対し投与群 Δ + 1.2 点(SD2.5)であったが，統計学的には両群に有意差はなかった(P = 0.165).

　また，Heitz らが後方視的に NPC の思春期/成人型(15 歳以上)患者 21 例の認知機能をまとめた症例集積研究[10]では，高率(90％)に MMSE や FAB(frontal assessment battery)などの認知機能評価の低下を認めたことが報告されている. この論文では，ミグルスタット内服下で平均 56 か月の間隔を空けて認知機能を評価した 10 例の MMSE 結果について述べられている. 初回 MMSE 平均は 24.4 ± 3.4 点，最終評価平均は 23.5 ± 3.1 点と有意な変動はなかった. 彼らは，ミグルスタット投与中の患者では全般的な認知機能の維持が認められたと述べているが，本研究はミグルスタット開始時期や重症度が一定でなく，エビデンスレベルはやや低い.

　症例報告は 6 編あり，その一部では認知機能の維持もしくは幾分の改善が報告され

ている．既報告におけるミグルスタット開始の最年少は Usui らが報告した 4 か月児である．この症例は開始時の発達指数（developmental quotient: DQ）が 83 であったが，開始 7 か月後では 85，14 か月後では 78 を維持している[1]．そのほか，中等度の認知障害を呈していたがミグルスタット開始後 3 か月で認知機能や注意力の軽度改善を得た 9 歳児の症例[2]，また，14 歳時の知能指数（intelligence quotient: IQ）［改訂版児童向けウェクスラー式知能検査（WISC-R）］が 40 と低値ではあるものの，その後ミグルスタットを開始し症状の増悪がない症例（4 年 8 か月後の IQ 43）もある[3]．成人においては，Szakszon らが報告した症例があり，20 歳から認知機能と行動変化を呈しミグルスタット内服が開始された症例で，3 年後に MMSE が 23 点から 26 点へ改善した[4]．Sakiyama らの成人例でも，投与 3 か月で MMSE（13 点→ 15 点）や言語性 IQ および動作性 IQ のわずかな改善が得られている[5]．一方で，4 年間の長期投与観察において，MMSE や FAB，非言語知能［レーヴン色彩マトリックス検査（RCPM）］，記憶などの認知機能低下の阻止はできなかったという成人例の報告もある[6]．すなわち，その効果は一定ではない．

　RCT および症例集積研究に症例報告の結果を加味すると，ミグルスタットは記憶・認知機能の十分な改善には至らないが，症例によっては若干知的退行の進展を遅らせる効果があると考えられる．

2　幻覚，妄想，うつなどの精神症状，または行動異常の改善

　いずれも症例報告のみであるため，エビデンスレベルは高くない．うつ，行動異常などの情動面においては，明確な評価系を使用せず，主観レベルで改善していると報告されているものが多い．

　Santos らが報告した 9 歳児の症例では，うつ症状に加え，注意散漫，攻撃的，規則を守らないなどの行動が観察されていたが，ミグルスタット投与 10 か月後，子どもの行動チェックリスト（child behavior checklist: CBCL）で評価されるような感情や思考の問題について年齢相当の正常域となり，問題行動が消失している[7]．Szakszon らの症例も，20 歳過ぎより幻視・幻想，パラノイア（paranoia）などを呈していたが，内服開始 3 か月半で精神症状は徐々におさまり，以後再燃を認めていない[4]．また，Kawazoe ら[8]の報告においても，20 か月の内服により統合失調症が完全寛解した成人例と，症状不変であった症例が存在している．

3　抗精神病薬の中止・減量

　Szakszon[4]は，20 歳過ぎから行動異常や幻視，被害妄想，不安障害がみられ，オランザピン，クロナゼパム，ハロペリドール，アリピプラゾールなど各種の抗精神病薬を使用していた症例にミグルスタットを開始したところ，3 か月半で幻覚・妄想などの精神症状が消失し，抗精神病薬を中止したと報告している．明確に薬物の減量・中止を述べているものは症例報告のこの 1 編のみであった．

　一方，アドヒアランス不良のためか，ミグルスタット投与後に幻覚，幻視，作話，自傷行為を含む精神症状が出現し，抗精神病薬を導入した報告もあった[6]．

4　まとめ

ミグルスタットの精神症状への効果は症例により限定的であり，推奨度は 2，エビデンスレベルは D とした．投与量や投与開始時期と有効性の関連については十分なデータがなく不明である．

[推奨を臨床に用いる際の注意点]

精神症状に対するミグルスタットの有効性の報告はごく少数に留まるため，エビデンスレベルは低く，無効例も含まれる．症例によっては認知機能の維持や精神症状の軽減が期待され，その副作用は少ないため，認知機能や精神症状の改善は付随的な効果として，総合的な神経所見と全体的な身体所見の改善を得ることを目的として，使用を試みてもよいと思われる．

[関連する他の診療ガイドラインの記載]

2018 年に Geberhiwot が出した海外のガイドライン[11]では，症状があるすべての NPC 患者においてミグスルタットを検討すべき（推奨度 2，エビデンスレベル C）とする一方，神経症状が重度の患者（24 時間ケアが必要，車椅子での移動，コミュニケーションが困難，嚥下障害で胃瘻使用等）ではその改善度が評価しにくく，開始するべきではないとのコメントもある（推奨度 2，エビデンスレベル C）．なお，同ガイドラインでは精神症状に焦点を当てた推奨は記述されていない．

[治療のモニタリングと評価]

引用文献では，MMSE，CBCL などにより症状の定量評価が行われている．そのほか，抗精神病薬の減量や中止が可能かどうか，学校生活や社会生活への適応状況などをみながら効果判定を行う．

[今後の研究の可能性]

精神症状の出現は基本的に若年型（6 〜 15 歳未満）や思春期/成人型の年長例に多く，特に成人例では他の神経症状が軽微である場合に未診断となっている可能性が高い．症例の的確な拾い上げと早期投与例データの蓄積が進むことにより，今後は有効性の評価がより確実となっていくと考えられる．

[パネル会議・議決結果]

可（10），不可（0），要修正（0）．エビデンスレベルを C と D のいずれとするかについてはパネル会議においても検討された．RCT が 1 編含まれてはいるものの，ほかはほとんどが症例報告であること，評価対象数が少ないこと，また精神症状の評価にあたっては，その臨床的特質上からも定量性に乏しい論文が多いこと，症例報告されている個々の症例のバックグラウンドが多様であり一定の評価が困難と考えられることなどからエビデンスレベルを D と決定した．

文　献

1) Usui M, *et al*：Miglustat therapy in a case of early-infantile Niemann-Pick type C. *Brain Dev* 2017：**39**：886-890.

2) Zarowski M, *et al*：Treatment of cataplexy in Niemann-Pick disease type C with the use of miglustat. *Eur J Paediatr Neurol* 2011：**15**：84-87.

3) Pérez-Poyato MS, *et al*：Initiation and discontinuation of substrate inhibitor treatment in patients with Niemann-Pick type C disease. *Gene* 2012：**506**：207-210.

4) Szakszon K, *et al*：Complete recovery from psychosis upon miglustat treatment in a juvenile Niemann-Pick C patient. *Eur J Paediatr Neurol* 2014：**18**：75-78.

5) Sakiyama Y, *et al*：Abnoral copper metabolism in Niemann-Pick disease type C mimicking Wilson's disease. *Neurol Clin Neuroscience* 2014：**2**：193-200.

6) Tozza S, *et al*：Long-term therapy with miglustat and cognitive decline in the adult form of Niemann-Pick disease type C：a case report. *Neurol Sci* 2018：**39**：1015-1019.

7) Santos ML, *et al*：Treatment of a child diagnosed with Niemann-Pick disease type C with miglustat：a case report in Brazil. *J Inherit Metab Dis* 2008：**31**（suppl 2）：357-361.

8) Kawazoe T, *et al*：Phenotypic variability of Niemann-Pick disease type C including a case with clinically pure schizophrenia：a case report. *BMC Neurol* 2018：**18**：117.

9) Patterson MC, *et al*：Miglustat for treatment of Niemann-Pick C disease：a randomised controlled study *Lancet Neurol* 2007：**6**：765-772.

10) Heitz C, *et al*：Cognitive impairment profile in adult patients with Niemann pick type C disease Orphanet. *J Rare Dis* 2017：**12**：166.

11) Geberhiwot T, *et al*：Consensus clinical management guidelines for Niemann-Pick disease type C. *Orphanet J Rare Dis* 2018：**13**：50.

資料一覧

IV

NPC の新しい治療

CQ 14 ▶ NPC におけるシクロデキストリン治療とは？

要約

　ヒドロキシプロピル -β- シクロデキストリン（HPBCD）の髄腔内投与は，NPC の神経症状の治療薬として期待されるが，副作用（聴覚障害），至適投与量，投与間隔などのさらなる検討が必要である．

[解　説]

　シクロデキストリン（cyclodextrin：CD）は数分子の D- グルコースが α（1-4）グルコシド結合によって結合し環状構造をとったもので，ヒドロキシプロピル基を付加することによりヒドロキシプロピル -β- シクロデキストリン（2-hydroxypropyl-β-cyclodextrin: HPBCD）となり，溶解性が改善された．CD の空孔内部は疎水性なので，ターゲット分子を CD に包接させることにより，水に溶解させたり，水や酸素と反応しやすい物質を保護したりする用途に使用される．ニーマンピック病 C 型（Niemann-Pick disease type C：NPC）においては，細胞内でのコレステロール輸送担体として機能すると考えられている[1]．

　2009 年に NPC のモデルマウスで HPBCD が有効であったとの報告[2,3]があり，米国で双子の NPC 患児を対象に，米国食品医薬品局（Food and Drug Administration: FDA）からコンパッショネート使用（compassionate use clinical study）という形で承認を受け，2009 年 4 月よりミグルスタットとの併用で点滴静注による個人的な臨床試験が開始された．わが国でも同年 9 月より HPBCD 単独の点滴静注による臨床試験が開始された．いずれの場合も，点滴静注では中枢神経症状への効果は限定的で，副作用として肺傷害も報告された[4]．長期の点滴静注では，骨への影響も懸念される[5]．

　HPBCD の中枢神経症状への効果が限定的であるのは，血液脳関門を通過しないためと考えられ，その後 NPC のマウスやネコへの髄腔内投与で著明な効果が確認されたが，副作用として聴覚毒性が報告された[6,7]．2013 年 9 月からは，HPBCD 製剤を用いた髄腔内投与の第 I/IIa 相の臨床試験が 14 名の患者に対して行われた．試験は当初，オンマイヤリザーバー留置により開始されたが，頭蓋内出血や感染などの合併症が 3 例に認められたため投与方法が見直され，腰椎穿刺による投与に変更された．その結果，臨床的な有効性が証明されたが，合併症として高音域の中等度の聴力低下が報告された[8]．2015 年 9 月から 2017 年 3 月にかけては，51 名が参加して第 IIb/III 相の臨

床試験が行われたが，最終的な有効性の確認ができなかったため，FDA による承認の目途は立っていない．髄腔内投与の有効性についてはほかにも報告されている[9-11]が，至適投与量や投与間隔の検討は必要と思われる．

一方，HPBCD より安全性の高い CD 製剤についても実験室レベルで開発されつつあり，今後の臨床応用が期待される[12]．

文 献

1) Taylor AM, *et al*：Cyclodextrin mediates rapid changes in lipid balance in Npc1$^{-/-}$ mice without carrying cholesterol through the bloodstream. *J Lipid Res* 2012；**53**：2331-2342.
2) Liu B, *et al*：Reversal of defective lysosomal transport in NPC disease ameliorates liver dysfunction and neurodegeneration in the npc1$^{-/-}$ mouse. *Proc Natl Acad Sci USA* 2009；**106**：2377-2382.
3) Davidson CD, *et al*：Chronic cyclodextrin treatment of murine Niemann-Pick C disease ameliorates neuronal cholesterol and glycosphingolipid storage and disease progression. *PLoS One* 2009；**4**：e6951.
4) Matsuo M, *et al*：Effects of cyclodextrin in two patients with Niemann-Pick Type C disease. *Mol Gent Metab* 2013；**108**：76-81.
5) Kantner I, *et al*：Long-Term Parenteral Administration of 2-Hydroxypropyl-β-Cyclodextrin Causes Bone Loss. *Toxicologic Pathology* 2012；**40**：742-750.
6) Aqul A, *et al*：Unesterified cholesterol accumulation in late endosomes/lysosomes causes neurodegeneration and is prevented by driving cholesterol export from this compartment. *J Neurosci* 2011；**31**：9404-9413.
7) Ward S, *et al*：2-hydroxypropyl-beta-cyclodextrin raises hearing threshold in normal cats and in cats with Niemann-Pick type C disease. *Pediatr Res* 2010；**68**：52-56.
8) Ory DS, *et al*：Intrathecal 2-hydroxypropyl-β-cyclodextrin decreases neurological disease progression in Niemann-Pick disease, type C1：a non-randomised, open-label, phase 1-2 trial. *Lancet* 2017；**390**：1758-1768.
9) Hastings C, *et al*：Expanded access with intravenous hydroxypropyl-β-cyclodextrin to treat children and young adults with Niemann-Pick disease type C1：A case report analysis. *Orphanet J Rare Dis* 2019；**14**：228.
10) Matsuo M, *et al*：Effects of intracerebroventricular administration of 2-hydroxypropyl-β-cyclodextrin in a patient with Niemann-Pick Type C disease. *Mol Gent Metab Rep* 2014；**1**：391-400.
11) Berry-Kravis E, *et al*：Long-term treatment of Niemann-Pick type C1 disease with intrathecal 2-hydroxypropyl-β-cyclodextrin. *Pediatr Neurol* 2018；**80**：24-34.
12) Soga M, *et al*：HPGCD outperforms HPBCD as a potential treatment for niemann-pick disease type C during disease modeling with iPS cells. *Stem Cells* 2015；**33**：1075-1088.

CQ 15　NPC における肝移植，造血幹細胞移植とは？

要約

● NPC の急性肝不全に対して，肝移植が救命としての有効性を示した報告がある．

● *NPC2* 遺伝子変異の患者に対して，造血幹細胞移植が有効性を示した報告がある．

［解　説］

　ニーマンピック病 C 型（Niemann-Pick disease type C：NPC）は多彩な症状をきたすが，主たる罹患臓器は中枢神経，肝臓，脾臓，肺である．今までに試みられた治療法のなかで，肝移植と造血幹細胞移植について文献レビューを行った．その結果，いずれの治療法にもランダム化比較試験（randomized controlled trial: RCT）を行った文献はなく，症例報告が中心となる．

1　肝移植

　NPC 患者の一部では肝機能障害をきたすことが知られており，一部は急性肝不全をきたし，それが死因になりうることが報告されている[1]．NPC の急性肝不全に対する肝移植の報告がある．国内で 2 例の急性肝不全の新生児に，ヘモクロマトーシスの診断で肝移植を施行して救命しえたが，生後 1 歳半から知的退行があり，精査により *NPC1* 遺伝子異常による NPC と診断され，NPC では肝移植によっても神経症状の進行は止まらなかったことが報告されている[2,3]．また，米国の症例は新生児期に胎児水腫，急性肝不全をきたしたが，エクソーム（exome）解析による診断で NPC が診断され，肝移植の適応外と判断したという報告がある[4]．

　以上より，NPC の急性肝不全に対する救命として肝移植は有効性を認めるが，認知障害を含む肝外症状には効果はないと考えられる．

2　造血幹細胞移植

　NPC に対する造血幹細胞移植については，動物モデルで有効性を示す報告があるものの，ヒトにおいては症例報告が数編あるのみである．NPC と生化学的に診断した乳幼児早期型（2 か月〜 2 歳未満）症例に 2 歳 6 か月時に造血幹細胞移植したケースでは，肝脾腫，骨髄，肺浸潤の改善を認めたが，神経症状の知的退行はその後も進行し，効果はなかった[5]．*NPC2* 変異の重症型に対し生後 16 か月で造血幹細胞移植を行った症例は移植後に呼吸器不全を合併したが，長期生存し 5 歳 3 か月までフォローできており，呼吸器症状と肝脾腫は消失し，精神運動発達も遅れはあるものの知的退行はなく発達を認め，同じ変異をもつ他症例に比べて有為な改善を認めたとの報告がある[6,7]．わが国では *NPC2* 遺伝子変異の患者は報告されておらず，主に NPC1 遺伝子変異を有しており，上述の *NPC2* 遺伝子変異の患者に対する造血幹細胞移植の有効性について普遍性があるか否かについては不明である．

文　献

1）Hegarty R, *et al*：Inherited metabolic disorders presenting as acute liver failure in newborns and young children：King's College Hospital experience. *Eur J Pediatr* 2015；**174**：1387-1392.

2）Kumagai T, *et al*：A case of Niemann-Pick disease type C with neonatal liver failure initially diagnosed as neonatal hemochromatosis. *Brain Dev* 2019；**41**：460-464.

3）Yamada N, *et al*：Pediatric liver transplantation for neonatal-onset Niemann-Pick disease type C：Japanese multicenter experience. *Pediatr Transplant* 2019；**23**：e13462.

4）Rohanizadegan M, *et al*：Utility of rapid whole-exome sequencing in the diagnosis of Niemann-Pick disease type C presenting with fetal hydrops and acute liver failure. *Cold Spring Harb Mol Case Stud* 2017；**3**：a002147.

5）Hsu YS, *et al*：Niemann-Pick disease type C（a cellular cholesterol lipidosis）treated by bone marrow transplantation. *Bone Marrow Transplant* 1999；**24**：103-107.

6）Bonney DK, *et al*：Successful allogeneic bone marrow transplant for Niemann-Pick disease type C2 is likely to be associated with a severe 'graft versus substrate' effect. *J Inherit Metab Dis* 2010；**33**（suppl 3）：171-173.

7）Breen C, *et al*：Developmental outcome post allogenic bone marrow transplant for Niemann Pick Type C2. *Mol Genet Metab* 2013；**108**：82-84.

CQ 16　NPC における遺伝子治療とは？

要約

　NPC モデル動物において，遺伝子治療は神経症状に対する効果が示されている.

[解　　説]

　現在，ニーマンピック病 C 型（Niemann-Pick disease type C：NPC）に対する遺伝子治療の開発研究は世界的に進められており，4 施設から報告されている[1-4]. いずれもアデノ随伴ウイルス（adeno-associated virus：AAV）ベクターを用いたマウスで治療効果が得られた報告である.

1　AAV ベクターを用いた遺伝子治療[5]

　遺伝子治療とは，ウイルスなどから作られたベクターという運び屋に目的とした遺伝子を組み込み，組織・細胞内に導入して治療する方法である[6]. 大きく分けて，造血幹細胞などの増殖・分化する能力をもった細胞を体外に取り出し，遺伝子導入して体内に戻す *ex vivo* 法と，ベクターを直接体内に入れる *in vivo* 法とがある. *ex vivo* 法ではレンチウイルスベクターが，*in vivo* 法では AAV ベクターが主に用いられている. レンチウイルスベクターは，エイズウイルスを変化させたレトロウイルスの一種で，導入された遺伝子はゲノム DNA に組み込まれるため，細胞分裂を繰り返しても維持される[7]. しかし，組み込まれた場所によっては発がんリスクが否定できない. また，造血幹細胞を戻す際には，骨髄抑制が必要である. 免疫不全などを中心に開発されているが，神経疾患では，副腎白質ジストロフィー，異染性ジストロフィーなどの治療に用いられている.

　AAV ベクターの特徴として，ヒトに病原性がないウイルス由来であることと，染色体に入らないため発がん性のリスクが低いことなど，安全性が高いことがあげられる[5]. 染色体に組み込まれないため，分裂を繰り返す細胞では減少してしまうが，非分裂の神経細胞では長期間存在し，1 回の治療で理論的には一生効果が得られることが期待される. 実際，サルの神経細胞で 15 年以上の発現が確認されている[8]. 血清型により感染しやすい組織・細胞があり，9 型 AAV（AAV9）などは，静脈注射で血液脳関門を通り中枢神経内に取り込まれる. AAV を用いた遺伝子治療を開発するにあたっては，治療対象疾患や臓器により，血清型とプロモーターを選択し，治療経路を検討する. 脳の治療でも，静脈注射か，脳実質内注入か，髄注や脳室内注入を行うかなどの治療ルートを選択し，治療法を開発する.

2　*Npc1* ノックアウトマウスを用いた NPC に対する遺伝子治療の開発

　NPC に対する治療開発研究の 4 編は，いずれも *NPC1* 遺伝子に対して行われている. すべて，AAV9 を基盤にしたベクターを使用しているが，それぞれプロモーターと投与量，投与経路が違っている.

　Xie らは，広範な組織で発現するサイトメガロウイルス（CMV）プロモーターを使い，

2.5×10^{11} を左心室に投与する全身投与を実施した結果，平均生存期間が 23 日間延長したことを報告した[1]．

　Chandler らは，広範な組織で発現する CamK II/EF1α プロモーターを用い，後眼窩静脈叢への全身投与を実施した[2]．生後 1 〜 3 日に CamK II プロモーターのベクター 2.6×10^{11} 投与では 28 日間の生命予後の延長，20 〜 25 日に CamK II プロモーターのベクター 1.2 〜 1.3×10^{12} 投与では 34 日間の延長であったが，20 〜 25 日に EF1α プロモーターのベクター 1.2 〜 1.3×10^{12} を投与した結果，平均生存期間が 97 日間延長した．

　Hughes らは，神経細胞特異的に発現する SynI プロモーターを用い，4.6×10^9 および 2.5×10^{11} を両側側脳室に投与した結果，平均生存期間が低用量で 41.5 日間，高用量で 83 日間延長した[3]．

　Kurokawa らは，ヒト NPC1 遺伝子と CMV プロモーターを 9/3 型 AAV ベクターに搭載したベクター（AAV.GTX-NPC1，AAV.GTX-GFP）を作製し（図 1a），左側脳室と大槽に投与した（図 1b）[4]．始めに GFP 遺伝子を搭載した AAV.GTX-GFP ベクターをマウスの脳室内および大槽に投与し，大脳皮質，海馬，小脳の広範な領域で GFP 遺伝子が発現することを確認した．AAV.GTX-NPC1 を生後約 4 日目の正常マウスおよび Npc1 ホモノックアウトマウス（Npc1$^{-/-}$）の脳室に 5 μL，大槽に 10 μL の計 2.7×10^{11} 投与した結果，AAV.GTX-NPC1 投与群ではロータロッド試験（rotarod test）による運動機能が改善し（図 2），対照群に比べて体重増加が良好で，生存期間が平均 105 日間，最長では 310 日間延長した（図 3）．生後 11 週目の小脳の組織解析で，対照群ではプルキンエ細胞が完全に消失していたが，遺伝子治療群では一部脱落はあるものの，多くは残存していた．また，ベクターは脳以外の全身にも周り，肝でも有意な発現が得られた．肝細胞のコレステロール蓄積を検出するフィリピン染色で，未治療の Npc1$^{-/-}$ マウスは陽性であった．治療群ではコレステロールが代謝されて減少し，わずかに陽性になっている程度になった．

3　今後の展望

　AAV ベクターによる NPC1 遺伝子変異患者に対する遺伝子治療は有望と考えられ，今後早期の臨床応用を目指す．NPC は，ライソゾーム酵素と違い，他の細胞に移ることはないので，全神経細胞に遺伝子を導入することが必要である．しかし，現状では全神経細胞導入は困難である．マウスの研究において広範な細胞に導入されたが，全神経細胞には入っておらず，脱落した細胞もあり，神経症状，生命予後が大きく改善したが，限界もあった．しかし，他施設も含めたマウスでの治療結果を比較すると，脳内に注入したほうが，全身投与よりも生命予後の延長効果が高いと考えられた．

　ヒトでの治療においては，いかに多くの神経細胞に遺伝子導入するかが治療効果を上げるポイントになる．大槽にベクター導入する方法で広範な細胞に導入されることが示されており，Nakamura らもブタで腰椎穿刺から大槽内にカテーテルを進め，ベクター注入し，脳の広範な領域に遺伝子が導入されることを確認している[9]．

　また，新生児・乳児期発症では，肝障害や肺障害の治療も重要であるが，ブタでも

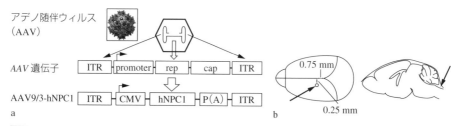

図 1　*Npc1* 遺伝子 AAV ベクターと投与方法

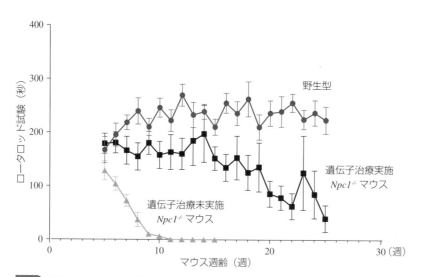

図 2　遺伝子治療実施 *Npc⁻ᐟ⁻* マウスの運動機能

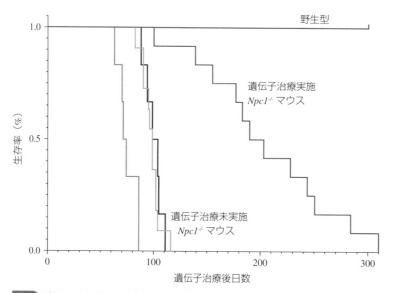

図 3　遺伝子治療実施 *Npc⁻ᐟ⁻* マウスの生存率

大槽内注入で肝，肺に遺伝子が導入されることを確認されている．この方法を用いた治験に向けた準備がなされている．

文　献

1) Xie C, *et al*：AAV9-NPC1 significantly ameliorates Purkinje cell death and behavioral abnormalities in mouse NPC disease. *J Lipid Res* 2017；**58**：512-518.

2) Chandler RJ, *et al*：Systemic AAV9 gene therapy improves the lifespan of mice with Niemann-Pick disease, type C1. *Hum Mol Genet* 2017；**26**：52-64.

3) Hughes MP, *et al*：AAV9 intracerebroventricular gene therapy improves lifespan, locomotor function and pathology in a mouse model of Niemann-Pick type C1 disease. *Hum Mol Genet* 2018；**27**：3079-3098.

4) Kurokawa Y, *et al*：Gene therapy in a mouse model of Niemann-Pick disease type C1. *Hum Gene Ther* 2021；**32**：589-598.

5) 足立　圭，他：AAV ベクターおよび AAV ベクター遺伝子治療の概要．小澤敬也（編），実験医学 2020；**38**（増）：18-24.

6) 小澤敬也：遺伝子治療の本格的幕開け．小澤敬也（編），実験医学 2020；**38**（増）：152-159.

7) 島田　隆：レンチウイルスベクター．小澤敬也（編），実験医学 2020；**38**（増）：167-177.

8) Sehara Y, *et al*：Persistent Expression of Dopamine-Synthesizing Enzymes 15 Years After Gene Transfer in a Primate Model of Parkinson's Disease. *Hum Gene Ther Clin Dev* 2017；**28**：74-79.

9) Nakamura S, *et al*：Intra-cisterna magna delivery of an AAV vector with the GLUT1 promoter in a pig recapitulates the physiological expression of SLC2A1. *Gene Ther* 2021；**28**：329-338.

第 2 章　システマティックレビュー（SR）ダイジェスト

資料　CQ 11-01　文献検索式

▶ The Cochrane Library（検索日：2020 年 6 月 10 日）

No.	検索式	検索件数
#01	Niemann Pick Disease*:ti,ab,kw OR NPC:ti,ab,kw	778
#02	miglustat:ti,ab,kw OR Zavesca:ti,ab,kw OR "N butyldeoxynojirimycin":ti,ab,kw OR "NB-DJN":ti,ab,kw	43
#03	Mortalit*:ti,ab,kw OR Prognos*:ti,ab,kw OR Survival Rate*:ti,ab,kw OR "Quality of Life":ti,ab,kw OR dysphagia:ti,ab,kw OR swallowing*:ti,ab,kw OR aspiration pneumonia*:ti,ab,kw OR Safet*:ti,ab,kw OR tolerabilit*:ti,ab,kw OR adverse event*:ti,ab,kw	447,301
#04	#1 AND #2 AND #3	10
#05	#4 CDSR	0
#06	#4 CCRCT	10

▶ PubMed（検索日：2020 年 6 月 10 日）

No.	検索式	検索件数
#01	"Niemann-Pick Disease, Type C/therapy"［Mesh］	225
#02	"miglustat"［Supplementary Concept］	309
#03	"Mortality"［Mesh］ OR "mortality"［SH］ OR "Prognosis"［Mesh］ OR "Quality of Life"［Mesh］ OR "Deglutition Disorders"［Mesh］ OR "Deglutition"［Mesh］ OR "Pneumonia, Aspiration"［Mesh］ OR "Safety"［Mesh］ OR "adverse effects"［SH］	4,134,551
#04	#1 AND #2 AND #3	35
#05	（Niemann Pick Disease*［TIAB］ OR NPC［TIAB］）AND（miglustat［TIAB］ OR Zavesca［TIAB］ OR "N butyldeoxynojirimycin"［TIAB］ OR "NB-DJN"［TIAB］）AND（Mortalit*［TIAB］ OR Prognos*［TIAB］ OR Survival Rate*［TIAB］ OR "Quality of Life"［TIAB］ OR dysphagia［TIAB］ OR swallowing*［TIAB］ OR aspiration pneumonia*［TIAB］ OR Safet*［TIAB］ OR tolerabilit*［TIAB］ OR adverse event*［TIAB］）	44
#06	#4 OR #5	62
#07	#6 AND（JAPANESE［LA］ OR ENGLISH［LA］）	57
#08	#7 AND（"Meta-Analysis"［PT］ OR "Meta-Analysis as Topic"［Mesh］ OR "meta-analysis"［TIAB］）	1
#09	#7 AND（"Cochrane Database Syst Rev"［TA］ OR "Systematic Review"［PT］ OR "Systematic Reviews as Topic"［Mesh］ OR "systematic review"［TIAB］）	1
#10	#7 AND（"Practice Guideline"［PT］ OR "Practice Guidelines as Topic"［Mesh］ OR "Consensus"［Mesh］ OR "Consensus Development Conferences as Topic"［Mesh］ OR "Consensus Development Conference"［PT］ OR guideline*［TI］ OR consensus［TI］）	1
#11	#8 OR #9 OR #10	3
#12	#7 AND（"Randomized Controlled Trial"［PT］ OR "Randomized Controlled Trials as Topic"［Mesh］ OR（random*［TIAB］ NOT medline［SB］））	2
#13	#7 AND（"Clinical Trial"［PT］ OR "Clinical Trials as Topic"［Mesh］ OR（（clinical trial*［TIAB］ OR case control*［TIAB］ OR case comparison*［TIAB］）NOT medline［SB］））	8

#14	#7 AND（"Epidemiologic Methods"［Mesh］OR "Comparative Study"［PT］OR "Multicenter Study"［PT］OR（(cohort*［TIAB］OR comparative stud*［TIAB］OR follow-up stud*［TIAB］OR prospective stud*［TIAB］OR Retrospective study*［TIAB］) NOT medline［SB］））	22
#15	（#12 OR #13 OR #14）NOT #11	25
#16	#7 NOT（#11 OR #15）	29

▶ 医中誌（検索日：2020 年 6 月 10 日）

No.	検索式	検索件数
#01	Niemann-Pick 病 -C 型/TH	173
#02	Miglustat/TH	60
#03	死亡率/TH or 予後/TH or 生活の質/TH or 嚥下障害/TH or 嚥下/TH or 肺炎 - 誤嚥性/TH or 安全性/TH	695,803
#04	#1 and #2 and #3	1
#05	（"Niemann-Pick 病 "/TA or " ニーマン - ピック病 "/TA or ニーマンピック病/TA or ニーマン・ピック病/TA）and C 型/TA and（Miglustat/TA or ミグラスタット/TA or Brazaves/TA or ブレーザベス/TA or "N-Butyldeoxynojirimycin"/TA or "N- ブチルデオキシノジリマイシン "/TA or "NB-DJN"/TA）and（死亡率/TA or 生命予後/TA or 生存期間/TA or QOL/TA or 有害事象/TA or 嚥下障害/TA or 誤嚥性肺炎/TA）	6
#06	#4 or #5	6
#07	#6 and（メタアナリシス/TH or システマティックレビュー/TH or 診療ガイドライン/TH）	0
#08	#6 and（RD= メタアナリシス , 診療ガイドライン）	0
#09	#6 and（メタアナリシス/TA or システマティックレビュー/TA or 診療ガイドライン/TA）	0
#10	#7 or #8 or #9	0
#11	#6 and ランダム化比較試験/TH	0
#12	#6 and（RD= ランダム化比較試験）	0
#13	#6 and（ランダム化/TA or 無作為化/TA）	0
#14	#6 and（疫学研究特性/TH or 疫学的研究デザイン/TH）	2
#15	#6 and（RD= 準ランダム化比較試験 , 比較研究）	0
#16	#6 and（疫学研究/TA or 疫学的研究/TA or 観察研究/TA or 縦断研究/TA or 後向き研究/TA or 症例対照研究/TA or 前向き研究/TA or コホート研究/TA or 追跡研究/TA or 断面研究/TA or 介入研究/TA or 実現可能性研究/TA or 双生児研究/TA or 多施設共同研究/TA or パイロットプロジェクト/TA or 標本調査/TA or 臨床試験/TA or 第 I 相試験/TA or 第 II 相試験/TA or 第 III 相試験/TA or 第 IV 相試験/TA or クロスオーバー研究/TA）	1
#17	（#11 or #12 or #13 or #14 or #15 or #16）not #10	2
#18	#6 not（#10 or #17）	4

資料　CQ 11-02　定性的 SR と SR レポート

[定性的 SR]

CQ11	ミグルスタットは生命予後，QOL を改善するか？
P	NPC 患者
I	ミグルスタット
C	無治療・支持療法
臨床的文脈	診療プロセスのなかで，治療[基質合成抑制療法(SRT)]による予後予測に分類される．
O1	生存期間の延長
非直接性のまとめ	NPC レジストリ登録者＋5 か国のまとめたコホートとフランスでの報告があった．レジストリを介した報告は，N も多く，対象・対照が設けられており，アウトカムも合致．
バイアスリスクのまとめ	支持療法，スタンダードケアの差，患者背景に多様性があり，リスク因子となりうる．
非一貫性その他のまとめ	研究・報告間に大きな差異は認めない．
コメント	報告数は少ないが，症例数は多く，結果に一貫性もあり，信頼性は高い．
O2	QOL の改善
非直接性のまとめ	
バイアスリスクのまとめ	
非一貫性その他のまとめ	
コメント	神経症状の評価，disability score，composite score などの NPC の重症度評価は行っているが，QOL の評価はしていない．
O3	重篤な有害事象
非直接性のまとめ	観察・症例報告では無治療対象を置いていない場合がほとんどであった．RCT においても 1 年のみ，12 歳以上の患者のみであった．
バイアスリスクのまとめ	観察研究・症例報告では単一群の評価であり，交絡因子の調整はなされていない．RCT は 1 編のみ，ランダム化はされているが，コンシールメントは不明．
非一貫性その他のまとめ	観察研究，症例報告，RCT ともに有害事象の内容，出現頻度に差異はない．
コメント	副作用や合併症(下痢，体重減少，血小板減少，けいれん，振戦等)は全体的に認められた．ミグルスタットに直接起因すると思われる軽度な有害事象(肝機能障害，精神症状等)の報告もあったが，重篤な有害事象(死亡，後遺症)はなかった．
O4	嚥下機能の改善
非直接性のまとめ	観察・症例報告では無治療対象を置いていない場合がほとんどであった．RCT においても 1 年のみ，12 歳以上の患者のみであった．
バイアスリスクのまとめ	観察研究・症例報告では単一群の評価であり，交絡因子の調整はなされていない．RCT は 1 編のみ，ランダム化はされているが，コンシールメントは不明．

非一貫性その他の まとめ	報告間で比較・評価法に違いがあれど，嚥下評価の一貫性は保たれている.
コメント	神経症状や disability score の一部として評価されているものが多かった. 治療によって安定・改善する結果であった. RCT では無治療との比較をしているが短期間である.

[SR レポート]

1 O1- 生存期間の延長：益

　ミグルスタット開始後の生存期間の延長に関して，コホート研究が 2 編報告されている. Patterson らは NPC レジストリおよび多国のコホートを用いて 789 名の患者について，ミグルスタット投与の有無と生存期間を神経症状の発症年齢および診断年齢に分けて解析した. その結果，ミグルスタット治療群は両群において有意差をもって生存期間の延長（神経症状発症：HR = 0.51，診断時群：HR = 0.44）を認めた. もう一方の報告では対象がミグルスタット 2 年以上使用群と 2 年未満使用もしくは無投薬群で比較し，2 年以上使用群で有意に生存期間の延長を認めた. ミグルスタットは生存期間の延長に有益であるといえる.

2 O2-QOL 改善：益

　レビューした文献では NPC の disability score や composite score に関する評価は多数存在したが，QOL の評価スケールをメインに置いたものはなかった. 個々の症例報告などで症状や QOL が改善したと報告しているものもあるが，具体的な評価項目は明確ではなかった.

3 O3- 重篤な有害事象：害

　RCT が 1 編，コホートが 14 編，症例報告が 8 編にて有害事象に関する報告がなされている. 重篤な有害事象（死亡，アナフィラキシー等）は認めなかった. 特筆すべき有害事象として，Patterson らの RCT では下痢［20 例中 17 例（85%）］，鼓腸［20 例中 14 例（70%）］，体重減少［20 例中 13 例（65%）］と，重篤ではないものの発生率は非常に高いと報告され，他の多数のコホートにおいても似通った結果であった. また，Ginocchio らの 10 名を対象とした後ろ向きコホート研究では，ミグルスタットの用量に依存した合併症（無気力，振戦）の報告がなされた. 同様の報告は症例報告でも 1 編あった.

4 O4- 嚥下障害の改善：益

　RCT が 1 編，コホートが 14 編，症例報告が 8 編にてミグルスタットと嚥下機能の関係についての報告があった. 多くの報告では disability score や composite score の一部としての嚥下機能の評価で，その多くで安定・改善された. RCT および 1 年延長試験では 4 つの異なる食形態を用いて嚥下機能を評価し，12 か月で 86%，24 か月で 79 ～ 93% の患者で安定・改善したと報告されている. Fecarotta らはミグルスタット治療によって嚥下機能は安定・改善されるが，液体の嚥下に関しては一番効果が認めにくいことを報告した. また Fecarotta らはミグルスタットで治療された 4 名の患者の嚥下機能を VFSS（videofluoroscopic swallowing study）で評価し，3 名で改善を認めたと報告した.

資料　CQ 12-01　文献検索式

▶ The Cochrane Library(検索日：2020 年 6 月 10 日)

No.	検索式	検索件数
#01	Niemann Pick Disease*:ti,ab,kw OR NPC:ti,ab,kw	778
#02	miglustat:ti,ab,kw OR Zavesca:ti,ab,kw OR "N butyldeoxynojirimycin":ti,ab,kw OR "NB-DJN":ti,ab,kw	43
#03	Neurologic Manifestation*:ti,ab,kw OR neurological symptom*:ti,ab,kw OR walking disabilit*:ti,ab,kw OR Mobility Limitation:ti,ab,kw OR Ambulation Difficult*:ti,ab,kw OR Ambulatory Difficult*:ti,ab,kw OR Difficulty Walking*:ti,ab,kw OR frequent fall*:ti,ab,kw OR ataxia:ti,ab,kw OR dysarthria*:ti,ab,kw OR speech*:ti,ab,kw OR manipulation*:ti,ab,kw OR dystonia:ti,ab,kw OR clumsiness:ti,ab,kw OR gelastic cataplex*:ti,ab,kw OR Dementia*:ti,ab,kw OR cognitive decline*:ti,ab,kw OR Cognitive Dysfunction*:ti,ab,kw OR learning difficult*:ti,ab,kw OR Learning Disorder*:ti,ab,kw OR learning disabilit*:ti,ab,kw OR behavioral problem*:ti,ab,kw OR Problem Behavior*:ti,ab,kw OR NP-C disability scale*:ti,ab,kw OR Developmental Disabilit*:ti,ab,kw OR growth retardation*:ti,ab,kw OR developmental delay*:ti,ab,kw	62,500
#04	#1 AND #2 AND #3	4
#05	#4 CDSR	0
#06	#4 CCRCT	4

▶ PubMed(検索日：2020 年 6 月 10 日)

No.	検索式	検索件数
#01	"Niemann-Pick Disease, Type C/therapy"[Mesh]	225
#02	"miglustat"[Supplementary Concept]	309
#03	"Neurologic Manifestations"[Mesh] OR "Mobility Limitation"[Mesh] OR "Cataplexy"[Mesh] OR "Dementia"[Mesh] OR "Cognitive Dysfunction"[Mesh] OR "Problem Behavior"[Mesh] OR "Developmental Disabilities"[Mesh] OR "Growth Disorders"[Mesh]	1,342,521
#04	#1 AND #2 AND #3	12
#05	(Niemann Pick Disease*[TIAB] OR NPC[TIAB]) AND (miglustat[TIAB] OR Zavesca[TIAB] OR "N butyldeoxynojirimycin"[TIAB] OR "NB-DJN"[TIAB]) AND (Neurologic Manifestation*[TIAB] OR neurological symptom*[TIAB] OR walking disabilit*[TIAB] OR Mobility Limitation[TIAB] OR Ambulation Difficult*[TIAB] OR Ambulatory Difficult*[TIAB] OR Difficulty Walking*[TIAB] OR frequent fall*[TIAB] OR ataxia[TIAB] OR dysarthria*[TIAB] OR speech*[TIAB] OR manipulation*[TIAB] OR dystonia[TIAB] OR clumsiness[TIAB] OR gelastic cataplex*[TIAB] OR Dementia*[TIAB] OR cognitive decline*[TIAB] OR Cognitive Dysfunction*[TIAB] OR learning difficult*[TIAB] OR Learning Disorder*[TIAB] OR learning disabilit*[TIAB] OR behavioral problem*[TIAB] OR Problem Behavior*[TIAB] OR NP-C disability scale*[TIAB] OR Developmental Disabilit*[TIAB] OR growth retardation*[TIAB] OR developmental delay*[TIAB])	50
#06	#4 OR #5	57
#07	#6 AND (JAPANESE[LA] OR ENGLISH[LA])	50

#08	#7 AND（"Meta-Analysis"［PT］OR "Meta-Analysis as Topic"［Mesh］OR "meta-analysis"［TIAB］）	1
#09	#7 AND（"Cochrane Database Syst Rev"［TA］OR "Systematic Review"［PT］OR "Systematic Reviews as Topic"［Mesh］OR "systematic review"［TIAB］）	1
#10	#7 AND（"Practice Guideline"［PT］OR "Practice Guidelines as Topic"［Mesh］OR "Consensus"［Mesh］OR "Consensus Development Conferences as Topic"［Mesh］OR "Consensus Development Conference"［PT］OR guideline*［TI］OR consensus［TI］）	1
#11	#8 OR #9 OR #10	3
#12	#7 AND（"Randomized Controlled Trial"［PT］OR "Randomized Controlled Trials as Topic"［Mesh］OR（random*［TIAB］NOT medline［SB］））	0
#13	#7 AND（"Clinical Trial"［PT］OR "Clinical Trials as Topic"［Mesh］OR（（clinical trial*［TIAB］OR case control*［TIAB］OR case comparison*［TIAB］）NOT medline［SB］））	5
#14	#7 AND（"Epidemiologic Methods"［Mesh］OR "Comparative Study"［PT］OR "Multicenter Study"［PT］OR（（cohort*［TIAB］OR comparative stud*［TIAB］OR follow-up stud*［TIAB］OR prospective stud*［TIAB］OR Retrospective study*［TIAB］）NOT medline［SB］））	21
#15	（#12 OR #13 OR #14）NOT #11	24
#16	#7 NOT（#11 OR #15）	23

▶ 医中誌（検索日：2020 年 6 月 10 日）

No.	検索式	検索件数
#01	Niemann-Pick 病 -C 型/TH	173
#02	Miglustat/TH	60
#03	神経症状/TH or 歩行困難/TH or 情動脱力発作/TH or 認知症/TH or 認知機能低下/TH or 問題行動/TH or 発達障害/TH or 成長障害/TH	689,377
#04	#1 and #2 and #3	6
#05	（"Niemann-Pick 病 "/TA or " ニーマン - ピック病 "/TA or ニーマンピック病/TA or ニーマン・ピック病/TA）and C 型/TA and（Miglustat/TA or ミグラスタット/TA or Brazaves/TA or ブレーザベス/TA or "N-Butyldeoxynojirimycin"/TA or "N- ブチルデオキシノジリマイシン "/TA or "NB-DJN"/TA）and（神経症状/TA or 神経学的症状/TA or 神経症候/TA or 神経徴候/TA or 神経行動症状/TA or 学習障害/TA or 歩行困難/TA or 歩行障害/TA or 脱力発作/TA or カタプレキシー/TA or カタプレクシー/TA or 筋緊張消失/TA or 認知症/TA or 認知機能/TA or 認知障害/TA or 問題行動/TA or 行動問題/TA or 発達障害/TA or 発育障害/TA or 発育遅滞/TA or 発達遅滞/TA or 成長障害/TA or 成長抑制/TA or 失調/TA or 構音障害/TA or 構音失行/TA or 構音障がい/TA or ジストニア/TA or 注意欠如/TA or 多動/TA）	2
#06	#4 or #5	7
#07	#6 and（メタアナリシス/TH or システマティックレビュー/TH or 診療ガイドライン/TH）	0
#08	#6 and（RD= メタアナリシス , 診療ガイドライン）	0
#09	#6 and（メタアナリシス/TA or システマティックレビュー/TA or 診療ガイドライン/TA）	0
#10	#7 or #8 or #9	0
#11	#6 and ランダム化比較試験/TH	0

#12	#6 and（RD= ランダム化比較試験）	0
#13	#6 and（ランダム化/TA or 無作為化/TA）	0
#14	#6 and（疫学研究特性/TH or 疫学的研究デザイン/TH）	1
#15	#6 and（RD= 準ランダム化比較試験 , 比較研究）	0
#16	#6 and（疫学研究/TA or 疫学的研究/TA or 観察研究/TA or 縦断研究/TA or 後向き研究/TA or 症例対照研究/TA or 前向き研究/TA or コホート研究/TA or 追跡研究/TA or 断面研究/TA or 介入研究/TA or 実現可能性研究/TA or 双生児研究/TA or 多施設共同研究/TA or パイロットプロジェクト/TA or 標本調査/TA or 臨床試験/TA or 第 I 相試験/TA or 第 II 相試験/TA or 第 III 相試験/TA or 第 IV 相試験/TA or クロスオーバー研究/TA）	1
#17	（#11 or #12 or #13 or #14 or #15 or #16）not #10	1
#18	#6 not（#10 or #17）	6

資料　CQ 12-02　定性的 SR と SR レポート

[定性的 SR]

CQ 12	ミグルスタットは神経症状を改善するか？
P	NPC 患者
I	ミグルスタット
C	支持療法もしくはコントロールなし
臨床的文脈	診療プロセスのなかで，治療[基質合成抑制療法(SRT)]による予後予測に分類される．

O1	歩行障害の改善
非直接性のまとめ	観察研究 8 編と RCT 後の延長試験を含む観察研究 1 編があったが，対照群の設定がない報告が 7 編と残り 2 編も無治療と 1〜2 年未満の治療群との進行の程度を比較する研究であった．特定の発症年齢群のみの報告や，ミグルスタットの投与量の記載がない報告もあった．歩行障害の評価方法が報告毎に若干異なるものもある．
バイアスリスクのまとめ	9 編中 7 編で対象群の設定と比較がなく，ほとんどの報告で交絡因子調整の記載がなかった．多くの報告で症例によってフォローアップ期間が異なる．いくつかの研究で企業からの資金提供の記載あり．
非一貫性その他のまとめ	報告によって評価方法が異なるが，ミグルスタットにより歩行が改善した例はわずかで，多くは安定または悪化速度の減少を認める．
コメント	RCT 後の延長試験もあるが，すべて観察研究であった．様々な病型の NPC 患者が含まれるが，対照群の設定がなく研究バイアスは大きい．歩行障害の評価方法は報告によって異なるが，ミグルスタット開始後安定，悪化速度が減少した患者群が最も多いことは共通している．

O2	構音障害の改善
非直接性のまとめ	観察研究が 7 編で，対照群の設定がない報告が 5 編と残り 2 編も無治療と 1〜2 年未満の治療群との進行の程度を比較する研究であった．ミグルスタットの投与量の記載がない報告もある．
バイアスリスクのまとめ	7 編中 5 編で対象群の設定と比較がなく，ほとんどの報告で交絡因子調整の記載がなかった．多くの報告で症例によってフォローアップ期間が異なる．いくつかの研究で企業からの資金提供の記載あり．

非一貫性その他の まとめ	報告によって評価方法が若干異なるが，ほぼすべての報告でミグルスタットにより構音障害，言語障害は安定・改善している．スコアとしては進行している報告もあるが，無治療群と比較すると進行度の減少を認めている．
コメント	すべて観察研究で，様々な病型のNPC患者が含まれるが，対照群の設定がなく研究バイアスは大きい．構音障害の評価方法は報告によって若干異なるが，ミグルスタット開始後安定，悪化速度が減少した患者群が最も多いことは共通している．
O3	操作性（manipulation）・微細運動の改善（ジストニア，失調の改善を含む）
非直接性のまとめ	観察研究が6編で，対照群の設定がない報告が4編と残り2編も無治療と1～2年未満の治療群との進行の程度を比較する研究であった．ミグルスタットの投与量の記載がない報告もある．
バイアスリスクの まとめ	6編中4編で対象群の設定と比較がなく，ほとんどの報告で交絡因子調整の記載がなかった．報告や症例によってフォローアップ期間が異なる．いくつかの研究で企業からの資金提供の記載あり．
非一貫性その他の まとめ	報告によって評価方法が若干異なるが，ほぼすべての報告でミグルスタットにより操作性（manipulation）は安定・改善している．スコアとしては進行しているとの報告もあるが，無治療群と比較すると進行度の減少を認めている．
コメント	すべて観察研究で，様々な病型のNPC患者が含まれるが，対照群の設定がなく研究バイアスは大きい．操作性の評価方法は報告によって若干異なるが，ミグルスタット開始後安定，悪化速度が減少した患者群が最も多いことは統一している．
O4	カタプレキシーの改善
非直接性のまとめ	観察研究が1編で，対照群の設定がなかった．ミグルスタットの投与量は体表面積当たりで規定されているが，カタプレキシーに対しては対症療法を行った症例も含まれている．
バイアスリスクの まとめ	対照群の設定と比較がなく，交絡因子調整の記載もなし．症例によってフォローアップ期間が異なる．企業からの資金提供の記載あり．
非一貫性その他の まとめ	カタプレキシーへの言及は1編（4例）のみであったが，ミグルスタット開始後のカタプレキシーの変化については記載されていない．
コメント	4例のみがミグルスタット開始前にカタプレキシーがあったが，ミグルスタット投与後に改善したかどうかは明記されておらず，対症療法薬使用についても記載があり，効果については判断が困難である．
O5	NPC disability score の改善
非直接性のまとめ	観察研究が10編で，対照群の設定がない報告が7編と残りの3編は無治療と1～2年未満の治療群との進行の程度を比較する研究であった．ミグルスタットの投与量の記載がない報告もある．
バイアスリスクの まとめ	10編中7編で対照群の設定と比較がなく，すべての報告で交絡因子調整の記載がなかった．報告や症例によってフォローアップ期間が異なる．いくつかの研究で企業からの資金提供の記載あり．
非一貫性その他の まとめ	ほぼすべての報告でミグルスタットにより disability score は改善もしくは安定している．スコアとしては進行している報告もあるが，無治療群と比較すると進行度の減少を認めている．
コメント	すべて観察研究で，様々な病型のNPC患者が含まれるが，対照群の設定がなく研究バイアスは大きい．治療期間が長いほうがスコア上昇率が緩徐と報告している文献あり．また，乳幼児早期型・幼児後期型より，若年型・思春期/成人型のほうが効果を得られやすいと記載されている文献が多い．

[SR レポート]

1　O1- 歩行障害の改善効果：益

　観察研究 8 編と RCT 後の延長試験を含む観察研究が 1 編で，7 編は対照群の設定がなく，残りの 2 編は無治療と 1 ～ 2 年以内の治療群と比較する研究であった．報告によって，発症年齢別 NPC タイプ(乳幼児早期型，幼児後期型，若年型，思春期/成人型)の患者数は様々であった．ミグルスタットにより歩行が改善した例はわずかで，多くの患者で安定もしくは進行率の低下を認めたとする報告であった．最大症例数で検討した報告では，フォローアップ期間は様々であるが，230 名の NPC 患者のうち，スコアが改善もしくは安定と判断されたのは 156 名(67.8%)であった．その他の報告ではおおむね 6 ～ 8 割の患者で改善もしくは安定の結果であった．また，無治療群や治療期間の長さによるスコアの進行率を比較した報告では，治療期間が長くなるほど進行率は緩徐であり，ミグルスタット治療期間とスコアの進行率低下に有意な相関があった．

　報告は様々な病型の NPC 患者が含まれ，総合的にはミグルスタット投与により歩行障害のスコアが安定もしくは進行率が低下することはほぼ共通した結果であった．RCT 後の延長試験もあるがすべて観察研究であり，フォローアップ期間が症例によって異なり，交絡因子の解析がなく，対照群の設定がない研究がほとんどであることから，バイアスは大きいと考える．

2　O2- 構音障害の改善効果：益

　観察研究が 7 編で，うち 5 編は対照群の設定がなく，残りの 2 編は無治療と 1 ～ 2 年以内の治療群と比較する研究であった．報告によって，臨床病型(乳幼児早期型，幼児後期型，若年型，思春期/成人型)の患者数は様々であった．いずれの報告でもミグルスタットにより構音障害，言語障害は安定もしくは改善しており，language のスコアとしては進行したものの，無治療群と比較すると進行率の低下を認めた報告もあった．最大症例数で検討した報告では，フォローアップ期間は様々であるが，230 名の NPC 患者のうち，スコアが改善もしくは安定と判断されたのは 170 名(73.9%)であった．その他の報告でもおおむね 6 ～ 7 割の患者で改善もしくは安定の結果であった．また，無治療群や治療期間の長さによるスコアの進行率を比較した報告では，治療期間が長くなるほど進行率は緩徐であり，ミグルスタット治療期間とスコアの進行率低下に有意な相関があった．

　報告は様々な病型の NPC 患者が含まれ，総合的にはミグルスタット投与により language のスコアが安定もしくは進行率が低下することはほぼ共通した結果であった．RCT はなく，フォローアップ期間が症例によって異なる点，交絡因子の解析がない点，対照群の設定がほとんどない点から，バイアスは大きいと考える．

3　O3- 操作性・微細運動の改善効果：益

　観察研究が 6 編で，うち 4 編は対照群の設定がなく，残りの 2 編は無治療群と 1 ～ 2 年以内の治療群と比較する研究であった．報告によって，臨床病型(乳幼児早期型，幼児後期型，若年型，思春期/成人型)の患者数は様々であった．いずれの報告でも，ミグルスタット投与により manipulation のスコアは改善または安定とした患者数が最

も多く，悪化(スコアの上昇)しているが開始前と比較し悪化率の低下を認めたという報告もあった．最大症例数で検討した報告では，フォローアップ期間は様々だが224名のNPC患者のうち，manipulationのスコアが安定と判断されたのは155名(69.2%)であった．その他の報告でもおおむね6〜7割の患者で安定との結果であった．また，無治療群や治療期間の長さによるスコアの進行率を比較した報告では，治療期間が長くなるほどスコア増加率(悪化率)は緩徐であり，ミグルスタット治療期間とスコアの進行率低下に有意な相関があった．

報告は様々な病型のNPC患者が含まれ，総合的にはミグルスタット投与によりmanipulationのスコアの安定，進行速度の低下することはほぼ共通した結果であった．RCTはなく，フォローアップ期間が症例によって異なる点，交絡因子の解析がない点，対照群の設定がほとんどない点から，バイアスは大きいと考える．

4 O4- カタプレキシーの改善効果：益

ミグルスタット開始前にカタプレキシーを認めた患者を含む報告は観察研究が1編のみで，幼児後期型患者3例と，若年型1例の計4例のみであった．しかし経過の記載がなく，ミグルスタットによりどう変化したかは不明である．また，ミグルスタット開始後にカタプレキシーを認めた症例も2例の記載があるが，対症療法によって安定しているとの記載がある．本報告のみでは，NPC患者に対してミグルスタット投与によりカタプレキシーの改善が得られるか否かは判断が困難である．

5 O5-NPC disability score の改善効果：益

観察研究が10編で，うち7編は対照群の設定がなく，残りの3編は無治療群と1〜2年以内の治療群を比較する研究であった．報告によって，臨床病型(乳幼児早期型，幼児後期型，若年型，思春期/成人型)の患者数のばらつきがあった．いずれの報告でも，ミグルスタット投与によりdisability scoreが改善または安定，開始前と比較し進行率(悪化速度)が低下する患者が多くを占めた．最大の症例数($N=241$)で検討した報告では，70.5%のNPC患者がdisability scoreの4項目中3項目以上で改善または不変を示していた．無治療群や治療期間の長さによるdisability scoreの進行率を比較した報告では，無治療群よりも治療群でスコア進行率(悪化速度)が緩徐で，治療期間が長くなるほどスコア増加率(悪化率)は緩徐であった．Heronらの検討では，2年以上治療群と2年未満治療＋無治療群のスコア変化率を比較し，回帰分析によって治療期間とdisability scoreに強い相関が示された．一方，12か月以上治療継続群と12か月未満の治療群でdisability scoreの年間悪化率を検討した報告では有意な差はなかった．また，発症年齢別の検討では，発症年齢が高い群ほど，スコアが改善または安定した患者割合が高くなり，年間スコア進行率の低下がみられたとする報告がいくつか存在する．

ミグルスタット投与によりdisability scoreの安定や，進行速度が低下することはほぼ共通した結果であったが，RCTはなく，フォローアップ期間が症例によって異なる点，交絡因子の解析がない点，対照群の設定がほとんどない点から，バイアスは大きいと考える．

資料　CQ 13-01　文献検索式

▶ PubMed(検索日：2020 年 6 月 10 日)

No.	検索式	検索件数
#01	"Niemann-Pick Disease, Type C/therapy" [Mesh]	208
#02	"miglustat" [Supplementary Concept]	304
#03	"Psychological Tests" [Mesh] OR "Mental Disorders" [Mesh] OR "Behavioral Symptoms" [Mesh] OR "Hallucinations" [Mesh] OR "Depression" [Mesh]	1,546,970
#04	#1 AND #2 AND #3	12
#05	(Niemann Pick Disease* [TIAB] OR NPC [TIAB]) AND (miglustat [TIAB] OR Zavesca [TIAB] OR "N butyldeoxynojirimycin" [TIAB] OR "NB-DJN" [TIAB]) AND (psychiatric symptom* [TIAB] OR Psychological Test* [TIAB] OR psychosis [TIAB] OR schizophrenia [TIAB] OR delusion* [TIAB] OR hallucination* [TIAB] OR depression* [TIAB])	12
#06	#4 OR #5	22
#07	#6 AND (JAPANESE [LA] OR ENGLISH [LA])	15
#08	#7 AND ("Meta-Analysis" [PT] OR "Meta-Analysis as Topic" [Mesh] OR "meta-analysis" [TIAB])	0
#09	#7 AND ("Cochrane Database Syst Rev" [TA] OR "Systematic Review" [PT] OR "Systematic Reviews as Topic" [Mesh] OR "systematic review" [TIAB])	0
#10	#7 AND ("Practice Guideline" [PT] OR "Practice Guidelines as Topic" [Mesh] OR "Consensus" [Mesh] OR "Consensus Development Conferences as Topic" [Mesh] OR "Consensus Development Conference" [PT] OR guideline* [TI] OR consensus [TI])	0
#11	#8 OR #9 OR #10	0
#12	#7 AND ("Randomized Controlled Trial" [PT] OR "Randomized Controlled Trials as Topic" [Mesh] OR (random* [TIAB] NOT medline [SB]))	0
#13	#7 AND ("Clinical Trial" [PT] OR "Clinical Trials as Topic" [Mesh] OR ((clinical trial* [TIAB] OR case control* [TIAB] OR case comparison* [TIAB]) NOT medline [SB]))	0
#14	#7 AND ("Epidemiologic Methods" [Mesh] OR "Comparative Study" [PT] OR "Multicenter Study" [PT] OR ((cohort* [TIAB] OR comparative stud* [TIAB] OR follow-up stud* [TIAB] OR prospective stud* [TIAB] OR Retrospective study* [TIAB]) NOT medline [SB]))	2
#15	(#12 OR #13 OR #14) NOT #11	2
#16	#7 NOT (#11 OR #15)	13

▶ 医中誌(検索日：2020 年 6 月 10 日)

No.	検索式	検索件数
#01	Niemann-Pick 病 -C 型/TH	173
#02	Miglustat/TH	60
#03	心理検査/TH or 精神疾患/TH or 行動症状/TH or 幻覚/TH or 抑うつ/TH	520,098
#04	#1 and #2 and #3	2

#05	("Niemann-Pick 病 "/TA or " ニーマン - ピック病 "/TA or ニーマンピック病/TA or ニーマン・ピック病/TA) and C 型/TA and (Miglustat/TA or ミグラスタット/TA or Brazaves/TA or ブレーザベス/TA or "N-Butyldeoxynojirimycin"/TA or "N- ブチルデオキシノジリマイシン "/TA or "NB-DJN"/TA) and (心理検査/TA or 心理テスト/TA or 心理試験/TA or 心理分析/TA or 精神疾患/TA or 精神障害/TA or 精神異常/TA or 精神障がい/TA or 精神障碍/TA or 精神病/TA or 統合失調症/TA or 精神分裂/TA or 行動症状/TA or 幻覚/TA or うつ/TA or 鬱/TA or (精神/TA and 症状/TA))	1
#06	#4 or #5	3
#07	#6 and (メタアナリシス/TH or システマティックレビュー/TH or 診療ガイドライン/TH)	0
#08	#6 and (RD= メタアナリシス , 診療ガイドライン)	0
#09	#6 and (メタアナリシス/TA or システマティックレビュー/TA or 診療ガイドライン/TA)	0
#10	#7 or #8 or #9	0
#11	#6 and ランダム化比較試験/TH	0
#12	#6 and (RD= ランダム化比較試験)	0
#13	#6 and (ランダム化/TA or 無作為化/TA)	0
#14	#6 and (疫学研究特性/TH or 疫学的研究デザイン/TH)	0
#15	#6 and (RD= 準ランダム化比較試験 , 比較研究)	0
#16	#6 and (疫学研究/TA or 疫学的研究/TA or 観察研究/TA or 縦断研究/TA or 後向き研究/TA or 症例対照研究/TA or 前向き研究/TA or コホート研究/TA or 追跡研究/TA or 断面研究/TA or 介入研究/TA or 実現可能性研究/TA or 双生児研究/TA or 多施設共同研究/TA or パイロットプロジェクト/TA or 標本調査/TA or 臨床試験/TA or 第 I 相試験/TA or 第 II 相試験/TA or 第 III 相試験/TA or 第 IV 相試験/TA or クロスオーバー研究/TA)	0
#17	(#11 or #12 or #13 or #14 or #15 or #16) not #10	0
#18	#6 not (#10 or #17)	3

資料 CQ 13-02 定性的 SR と SR レポート

[定性的 SR]

CQ 13	ミグルスタットは精神症状を改善するか？
P	NPC 患者
I	ミグルスタット
C	無治療・支持療法
臨床的文脈	診療プロセスのなかで，治療[基質合成抑制療法(SRT)]による予後予測に分類される．
O1	精神症状の改善
非直接性のまとめ	ミグルスタットを使用した症例報告のみで，無治療や支持療法を対照とした研究はない．
バイアスリスクのまとめ	対照がない，精神症状と明確な効果項目が少ない，全体数が少ない．

非一貫性その他のまとめ	精神症状が寛解したものもみられる一方で，症状が出現した報告もある．
コメント	症例報告が 4 編のみで，精神症状変わらずが 1 例，症状改善が 2 例，症状出現が 1 例．1 編のみ治療前後のスコアで評価しているが，残りの 3 編は主観レベルで精神症状について言及し，改善しているものもあれば改善していないものもある．精神症状は，一部の症例で限定的に効果がある可能性がある．
O2	抗精神病薬の減量，投与終了
非直接性のまとめ	ミグルスタットを使用した症例報告のみで，無治療や支持療法を対照とした研究はない．
バイアスリスクのまとめ	対照がない．
非一貫性その他のまとめ	抗精神病薬を中止できた症例が 1 例と抗精神病薬を導入した症例が 1 例．
コメント	ミグルスタットによって統合失調症が寛解し，抗精神病薬がいらなくなった症例の報告と，治療開始後に抗精神病薬を導入した症例の報告が混在する．症例によっては抗精神薬を中止できる可能性はある．
O3	知的退行，認知症の改善
非直接性のまとめ	ミグルスタットを使用した症例報告がほとんどであった．コホート研究が 1 つあるが，無治療や支持療法を対照とした研究ではない．
バイアスリスクのまとめ	症例報告は対照がない．RCT が 1 編あるが，対照薬がなく患者や医師への盲検化がなされていない．
非一貫性その他のまとめ	RCT では認知症の評価として MMSE スコアの改善あり．症例報告では，IQ や MMSE の維持もしくは幾分の改善の報告が多いが，悪化の報告もある．コホートでは良くも悪くもなっていないとの結論であった．
コメント	RCT が 1 編(認知機能評価がメイン)，後方視的症例対照研究(認知機能評価がメイン)が 1 編，症例報告が 6 編であり，認知機能評価はミグルスタット使用にて改善しているとはいえないが，悪化しないといえる．
O4	幻覚，妄想，うつの改善
非直接性のまとめ	ミグルスタットを使用した症例報告のみで，無治療や支持療法を対照とした研究はない．
バイアスリスクのまとめ	対照がない．精神症状と明確な効果項目が少ない．全体数が少ない．うつと統合失調症の症状で評価．
非一貫性その他のまとめ	ミグルスタットによる幻覚，妄想，うつの改善については，主観レベルの報告であり一貫性は認められないものもある．
コメント	症例報告が 4 編であり，1 編のみ治療前後のスコアで評価しているが，この 1 編はうつが改善している．別の報告では統合失調症が改善している．一部の症例で，限定的に効果がある可能性がある．
O5	行動障害，ADHD 様症状の改善
非直接性のまとめ	ミグルスタットを使用した症例報告のみで，無治療や支持療法を対照とした研究はない．
バイアスリスクのまとめ	対照がない．
非一貫性その他のまとめ	ミグルスタットによる行動異常，ADHD 症状の改善については，主観レベルの報告がある．1 編のみスコアを使用している．

コメント	ADHD 自体は改善していないが，行動異常に対しては限定的に効果がある可能性がある．

[SR レポート]

1　O1 ～ O5- ミグルスタットの精神症状への効果について

　RCT が 1 編（SR 委員会が文献検索の結果に追加．認知症の評価が対象），症例対照研究（認知機能評価がメイン）が 1 編，症例報告が 8 編であった．無治療や支持療法のみを対照としたミグルスタットの効果を検討するようなまとまった報告はほとんどなく，症例報告が中心であったため，本 CQ に対してのエビデンスレベルは高いものではない．

　精神症状の改善や抗精神病薬の中止，幻覚や妄想への効果に関しては，Kawazoe らは統合失調症が寛解した症例と症状が変わらなかった症例を，Szakszon らも精神症状が消失し抗精神病薬も中止した症例を報告しているが，Tozza らはミグルスタット開始後に幻覚，幻視，作話，自傷行為を含む精神症状が出現し，抗精神病薬を導入した症例を報告している．Santos らは小児症例でうつ症状が改善した症例を報告している．

　知的退行や認知障害に関しては，Patterson らが RCT を行い，20 名のミグルスタット群と 9 名の通常治療群に分けた 12 か月の治療で，ミグルスタット群で MMSE スコアが上昇したと報告している．Heitz らは後方視的研究で認知障害は悪化したスコアと改善したスコアが混在することを示している．一方，多くの症例報告では IQ や MMSE の維持もしくは幾分の改善を報告しているが，悪化の報告もある．

　行動障害や ADHD の改善に関しては症例報告のみであるが，やや改善が認められた．

　以上のように，症例報告も加味すると，エビデンスレベルは弱いが，ミグルスタットは記憶・認知機能の改善には至らないものの，知的退行の進展を遅らせる効果はあると考えられる．うつ，カタプレキシー，行動異常などの情動面においては，一部の症例で限定的に精神症状の改善が認められる可能性がある．

索　引

欧　文

数　字

ニーマンピック病 C 型（NPC）診療ガイドライン 2023   ISBN978-4-7878-2594-0

2023 年 1 月 31 日　初版第 1 刷発行

編　　　集	一般社団法人　日本先天代謝異常学会
発 行 者	藤実彰一
発 行 所	株式会社 診断と治療社
	〒 100-0014　東京都千代田区永田町 2-14-2　山王グランドビル 4 階
	TEL：03-3580-2750（編集）
	03-3580-2770（営業）
	FAX：03-3580-2776
	E-mail：hen@shindan.co.jp（編集）
	eigyobu@shindan.co.jp（営業）
	URL：http://www.shindan.co.jp/
印刷・製本	広研印刷 株式会社